PHARMACY

生药学实训与技能

SHENGYAOXUE

SHIXUN YU JINENG

主　编　徐嘉成　任　斌

参编人员（按姓氏笔画排序）

　　任　斌　徐嘉成

　　葛鸣凤　臧淦荣

U0264841

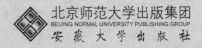

北京师范大学出版集团
BEIJING NORMAL UNIVERSITY PUBLISHING GROUP
安徽大学出版社

图书在版编目(CIP)数据

生药学实训与技能/徐嘉成,任斌主编. —合肥:安徽大学出版社,2017.9
ISBN 978-7-5664-1494-6

Ⅰ.①生… Ⅱ.①徐… ②任… Ⅲ.①生药学—医学院校—教材 Ⅳ.①R93

中国版本图书馆 CIP 数据核字(2017)第 223824 号

生药学实训与技能

徐嘉成　任　斌　**主编**

出版发行: 北京师范大学出版集团
安 徽 大 学 出 版 社
(安徽省合肥市肥西路 3 号 邮编 230039)
www. bnupg. com. cn
www. ahupress. com. cn

印　　刷: 合肥华星印务有限责任公司
经　　销: 全国新华书店
开　　本: 184mm×260mm
印　　张: 9
插　　页: 1
字　　数: 201 千字
版　　次: 2017 年 9 月第 1 版
印　　次: 2017 年 9 月第 1 次印刷
定　　价: 40.00 元
ISBN 978-7-5664-1494-6

策划编辑: 刘中飞　武溪溪　　　　　　　　　　**装帧设计:** 李　军
责任编辑: 宋　夏　武溪溪　　　　　　　　　　**美术编辑:** 李　军
责任印制: 赵明炎

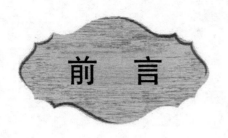

前　言

　　《生药学实训与技能》是药剂专业的专业基础课程,其研究对象是生药,核心内容是生药鉴定。本课程旨在介绍生药鉴定的基本理论和基本方法,训练学生的相关生药学鉴定技能。通过本课程的学习,使学生能够熟练掌握生药的基本理论、基本知识和基本技能,初步具备生药鉴定的基本素质,能应用生药学知识对常见生药进行鉴定,并为学生的继续发展奠定良好的基础。

　　本教材内容设计主要体现以实践和岗位能力培养为导向的理念,基于药学实际工作任务,整合教学内容,实现教学内容的模块化和任务化,使教学过程体现"做中学"和"理实一体化"的教学模式。

　　根据药学专业培养目标及药学岗位对药学专业学生知识、能力和素质的要求,按照药学实际工作任务整合教学内容,将教学内容分为总论和各论上、下两篇。其中,各论按照生药的来源分为 10 个项目 22 个工作任务。教学过程施行"理实一体化"和"做中学"的教学模式,通过项目教学、任务教学、小组合作学习等教学方法使学生初步了解生药学的基本理论,熟练掌握各类生药鉴定的基本技能,熟悉各类重点生药的性状鉴别方法和功效主治。通过教学,使学生在学习和实践中,能够理论联系实际,将专业知识转化为执业能力。教学过程中应注重学生素质的培养,以达到知识、能力和素质并重的教学目标,培养学生的综合执业能力。本教材可供中职、高职药学等相关专业的师生使用。

　　由于编者水平有限,书中难免有错漏之处,恳请广大师生批评指正。

徐嘉成

2017 年 7 月

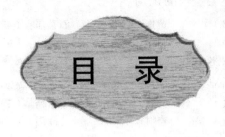

目 录

1

附 录 *124*

上篇 总 论

项目一 职业体验

任务一 职业体验

任务目标

(1)组织学生参观药品零售药店或医院药房,让学生体验药品销售连锁药店或医院药房的工作氛围,了解药房调剂员的工作职能与药品销售的工作程序,启蒙学生职业规划的理念,增强学生对本门课程及专业所学知识的理解及认知。

(2)激发学生的学习兴趣,提高其学习积极性。

参观体验

(1)药店店长或医院药房负责人为学生讲解药店或医院药房销售人员的工作性质、职能、内容及工作流程。

(2)由店长或医院药房负责人带领学生参观工作场所,并学习工作人员的工作流程。

(3)学生与药店或药房工作人员进行交流互动,了解具体的工作内容,并体验工作人员的岗位工作。

合作探究及认知

以小组为单位(4~6人),讲述本次职业体验的感受、体会、对本门课程学习内容及其应用的认知,制作初步的职业生涯发展规划。

项目二　生药鉴定的方法技能

任务一　实训的方法与组织形式

任务目标

(1)明确实训场地和中药材要求,明确实训的组织形式和学生的分组方法。

(2)明确实训的考核评价方式和实训室规则。

合作探究及认知

(1)在老师的指导下,以合理的方式进行学生的分组。

(2)分组完成后,进行学习小组组长的推选,以小组为单位,讨论确定本小组的名称和合作学习的方式。

实训的方法与组织形式

(1)实训场地和中药材要求。

生药学实训场地主要为药剂实训基地的中药房和标本室两个场所,也可以根据课程安排选择在教室进行实训。实训场地须有足够的实训桌或空间放置实训用的药材、药典和鉴定器材。

生药学实训的中药材是学校从正规中药材市场或医药公司采购的正品中药材,入库前需要经过校内专业教师初步鉴定。

(2)实训的组织形式。

①生药学实训学生分组要求。根据班级学生具体人数将学生分组,一般4～6人一组,每组推选一名小组长。由组长负责小组的管理、药材的领取分配,同时作为小带教,负责指导和组织本组成员共同学习,进行必要的合作探究、成果分享。一般每组成员在实训时围坐在一个实训桌旁,在老师的指导下同时进行相同的实训内容。

②实训教师带教要求。实训教师在实训开始时宣布实训任务、目标及要求,进行必要的讲解和提示,引导各组学生根据药典或教材等参考资料对照药材进行性状鉴定。实训期间,实训教师对各小组进行巡视,了解并监督各组实训情况,参与学生讨论,解答学生的疑问。组织各小组分享他们的合作探究成果,并进行必

要的小结和讲解。实训结束前负责组织考核测评并布置下一次实训的预习任务。

考核评价方式

对学生的评价主要从岗位职业能力方面考核学生的知识、能力和素质水平。

考核评价方式分为理论考核、实训技能考核两种。理论考核主要以理论考试为主,实训技能考核主要考核学生对所学生药的鉴定方法的掌握,对生药功效的记忆及理解。考核分为课堂技能测评、任务模块技能测评、学期技能考核三个等级。

①课堂技能测评。课堂技能测评采用较为灵活的方式,每次实训课都进行。采用学生自评、互评和教师抽评或全评的方式,检查当堂实训项目的完成情况并予以评定。

②任务模块技能测评。每学习完成一个任务模块后测评一次,药材数量较少的任务模块可以在学习完成后合并进行一次测评,本教材学习结束时任务模块技能测评应不少于 6 次,测评时要求学生对每味药材在平均时间不多于 1 分钟的时间内准确鉴定所学的全部中药,同时写出相应的功效,所得分以总分值的 60% 以上为合格。

③学期技能考核。每学期完成所有课程内容后测评一次,主要进行生药性状鉴别技术和功效主治两个内容的考核。测评时由教师随机选取 40 味药材,学生必须在规定的 40 分钟的时间内进行药材的鉴别,写出药材的名称和功效。所得分以总分值的 60% 以上为合格。

理论考核占比 40%,实训技能考核占比 60%,每位学生两项考核内容均须达标方能取得本门课程的学分。

任务二　生药性状鉴定的方法技能

任务目标

(1)掌握生药性状鉴定的方法。

(2)熟练掌握生药的性状鉴定应该从哪些方面进行观察和描述。

合作探究及认知

分别取根类、根茎类、茎类、皮类、果实类、全草类(也可多于这些类别)性状特征具有代表性的生药材各 2 味,由各小组学生进行观察,对这些生药材的主要性状特征分别从不同的方面进行总结和归纳。

1. 根类生药

鉴别项目	药材1：	药材2：
性状		
大小		
颜色		
表面特征		
质地		
断面		
气		
味		

2. 根茎类生药

鉴别项目	药材1：	药材2：
性状		
大小		
颜色		
表面特征		
质地		
断面		
气		
味		

3. 茎类生药

鉴别项目	药材1：	药材2：
性状		
大小		
颜色		
表面特征		
质地		
断面		
气		
味		

4.皮类生药

鉴别项目	药材 1:	药材 2:
性状		
大小		
颜色		
表面特征		
质地		
断面		
气		
味		

5.果实类生药

鉴别项目	药材 1:	药材 2:
性状		
大小		
颜色		
表面特征		
质地		
断面		
气		
味		

6.全草类生药

鉴别项目	药材 1:	药材 2:
性状		
大小		
颜色		
表面特征		
质地		
断面		
气		
味		

做中学（知识链接）

"性状"是指药材和饮片的形状、大小、表面（色泽与特征）、质地、断面（折断面或切断面）及气味等特征。性状的观察方法主要用感官来进行，如眼看（较细小的可借助于扩大镜或体视显微镜）、手摸、鼻闻、口尝等方法。

1. 形状

形状是指药材和饮片的外形。观察时一般不需预处理，但如观察很皱缩的全草、叶或花类生药时，可先浸湿使其软化后，展平观察。观察某些果实、种子类生药时，如有必要可浸软后，取下果皮或种皮以观察其内部特征。

2. 大小

大小是指药材和饮片的长短、粗细（直径）和厚薄。一般应测量较多的供试品，可允许有少量高于或低于规定的数值，测量时应用毫米刻度尺。对细小的种子或果实，可将每10粒种子紧密排成一行，测量后求其平均值，测量时应用毫米刻度尺。

3. 表面

表面观察分观色和观察其他表面特征。具体分别如下：

（1）颜色。颜色是指在日光下观察药材和饮片的表面色泽（颜色及光泽度）。如果用两种色调复合描述颜色，应以后一种色调为主色调，例如黄棕色，即以棕色为主色调。

（2）表面特征。表面特征是指观察药材和饮片表面的光滑、粗糙、皮孔、皱纹、附属物等外观特征。观察时，供试品一般不作预处理。

4. 质地

质地是指用手折断药材和饮片时的感官感觉。

5. 断面

断面是指在日光下观察药材和饮片的断面色泽（颜色及光泽度），以及断面特征。如折断面不易观察到纹理，可削平后进行观察。

6. 气味

气味是指人对药材和饮片的嗅感与味感。

（1）气。嗅感可直接嗅闻，亦可在折断、破碎或搓揉时进行。必要时可用热水湿润后检查。

（2）味。味感可取少量直接口尝，亦可加热水浸泡后尝浸出液。有毒药材和饮片如需尝味时，应注意防止中毒。

注意，药材和饮片不得有虫蛀、发霉及其他物质污染等异常现象。

下篇 各 论

项目一　根与根茎类生药

任务一　直根类生药的识别

任务目标

（1）熟练掌握直根类生药的性状鉴别特点，能够正确描述药材性状特征，做到见药知名。

（2）熟练掌握直根类生药的功效，并能够迅速正确描述。

合作探究及认知

（1）观察常用直根类生药，对直根类生药材的主要性状特点进行总结和归纳。

鉴别项目	直根类生药主要性状特点

（2）区分下列各组药材。

①牛膝和川牛膝；②白芍和赤芍；③板蓝根和银柴胡；④甘草和黄芪；⑤南柴胡和北柴胡；⑥丹参和茜草；⑦桔梗和南沙参。

做中学（知识链接）

1.牛膝

（1）认真观察牛膝，写下 2～4 点最重要的性状鉴别特征。

鉴别项目	牛膝

(2)理论知识学习。

【来源】　牛膝是苋科植物牛膝 *Achyranthes bidentata* Bl. 的干燥肉质根。

【性状鉴别】(见附录五中图 1-1)　牛膝呈细长圆柱形;质硬脆,易折断;断面角质样,中心木质部较大,外周黄白色点状维管束断续排列成 2～4 轮。

【功效主治】

名称	牛膝	
药性	苦、甘、酸,平;归肝、肾经	
功效主治	逐淤通经	血滞经闭,痛经,产后瘀滞
	补肝肾、强筋骨	肝肾亏虚之腰膝酸痛
	利尿通淋	淋证,水肿,小便不利
	引血下行	肝阳上亢证
		上部实热证;上部出血证
特点	牛膝为动血之品,性专下行,孕妇慎用	

2. 川牛膝

(1)认真观察川牛膝,对比牛膝的性状鉴别特征进行区分。

鉴别项目	川牛膝	牛膝
形状		
颜色		
断面		
质地		
气味		

(2)理论知识学习。

【来源】　川牛膝是苋科植物川牛膝 *Cyathula officinalis* Kuan. 的干燥根。

【性状鉴别】(见附录五中图 1-2)　川牛膝根呈圆柱形,微扭曲;质坚韧,不易折断;断面有淡黄色小点(异型维管束),它们排列成 4～11 轮同心环;味甜。

【功效主治】

名称	川牛膝	
药性	甘、微苦,平;归肝、肾经	
功效主治	逐淤通经	经闭癥瘕,胞衣不下,跌扑损伤
	通利关节	风湿痹痛,足痿筋挛
	利尿通淋	尿血血淋
特点	与怀牛膝相比,偏于祛瘀通经	

3. 白芍

(1)认真观察白芍,写下 2~4 点最重要的性状鉴别特征。

鉴别项目	白芍

(2)理论知识学习。

【来源】 白芍是毛茛科植物芍药 *Paeonia lactiflora* Pall. 的干燥根。

【性状鉴别】(见附录五中图 1-3) 芍药呈圆柱形,两端平截;表面类白色或淡红棕色,光滑;质坚实,不易折断;断面平坦,类白色,角质样,形成层明显;木质部有放射状纹理,呈"菊花心";气微,味微苦、酸。

【功效主治】

名称	白芍	
药性	甘、酸、苦,微寒;归肝、脾、心经	
功效主治	养血调经	肝血亏虚,月经不调
	平抑肝阳	肝阳上亢证
	柔肝止痛	脘腹、四肢拘急疼痛
	敛阴止汗	盗汗、自汗
特点	不宜与藜芦同用	

4. 赤芍

(1)认真观察赤芍,对比白芍的性状鉴别特征进行区分。

鉴别项目	赤芍	白芍
形状		
颜色		
断面		
质地		
气味		

(2)理论知识学习。

【来源】 赤芍是毛茛科植物芍药 *Paeonia lactiflora* Pall. 或川赤芍 *Paeonia veitchii* Lynch 的干燥根。

【性状鉴别】(见附录五中图 1-4) 赤芍表面呈棕褐色;质硬而脆,断面粉白色或粉红色;皮部窄,木部有放射状纹理,有的具裂隙;气微香,味微苦、酸涩。

【功效主治】

名称	赤芍	
药性	苦,微寒;入肝经	
功效主治	清热凉血	温病热入血分;血热出血
	散瘀止痛	肝郁胁痛,跌打损伤
		经闭痛经
特点	不宜与藜芦同用	

5. 防己

(1)认真观察防己,写下2～4点最重要的性状鉴别特征。

鉴别项目	防己

(2)理论知识学习。

【来源】 防己是防己科植物粉防己 *Stephania tetrandra* S. Moore 的干燥根。

【性状鉴别】(见附录五中图1-5) 防己呈不规则圆柱形、半圆柱形或块状,屈曲不直,形似猪大肠;表面呈淡灰黄色,弯曲处有深陷的横沟;质坚实而重,断面平坦,灰白色,富粉性;有稀疏放射状纹理,习称"车轮纹";气微,味苦。

【功效主治】

名称	防己(汉防己)	
药性	苦、辛,寒;归肺、膀胱经	
功效主治	祛风湿	风湿痹痛,热痹为宜
	止痛	关节疼痛
	利水消肿	湿热水肿、脚气肿痛
特点	对湿热引起的身痛,关节红肿热痛尤宜	

6. 板蓝根

(1)认真观察板蓝根,写下2～4点最重要的性状鉴别特征。

鉴别项目	板蓝根

（2）理论知识学习。

【来源】　板蓝根是十字花科植物菘蓝 *Isatis indigtica* Fort. 的干燥根。

【性状鉴别】（见附录五中图 1-6）　板蓝根呈圆柱形，稍扭曲；表面显淡灰黄色或淡棕黄色；根头略膨大，可见轮状排列的叶柄残基和密集的疣状突起；断面皮部呈黄白色，木部黄色（习称"金井玉栏"）；气微，味微甜后苦涩。

【功效主治】

名称	板蓝根	
药性	苦、寒；归心、肺、胃经	
功效主治	凉血利咽	咽喉肿痛
	清热解毒	温热病营血分
		温热病卫气分
		大头瘟；丹毒；腮腺炎
特点	长于利咽	

7. 银柴胡

（1）认真观察栽培品种的银柴胡，对比板蓝根的性状鉴别特征进行区分。

鉴别项目	银柴胡	板蓝根
形状		
颜色		
断面		
质地		
气味		

（2）理论知识学习。

【来源】　银柴胡是石竹科植物银柴胡 *Stellaria dichotoma* L. var. *lanceolata* Bge. 的干燥根。

【性状鉴别】（见附录五中图 1-7）

（1）银柴胡野生品性状特征：银柴胡野生品类圆柱形；表面显浅棕黄色至浅棕色，有扭曲的纵皱纹和支根痕，多具孔穴状或盘状凹陷（习称"砂眼"）；根头部略膨大，有密集的疣状突起的芽苞、茎或根茎的残基（习称"珍珠盘"）；质硬而脆，断面较疏松，有裂隙；气微，味甘。

（2）银柴胡栽培品性状特征：银柴胡栽培品表面呈浅棕黄色或浅黄棕色；折断面质地较紧密，几无裂隙；味微甘。

【功效主治】

名称	银柴胡	
药性	甘、微苦，微寒；归肝、胃经	
功效主治	清虚热	阴虚发热
	除疳热	小儿疳热
特点	退虚热、除骨蒸之常用药	

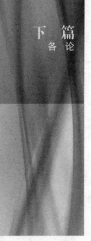

8. 甘草

（1）认真观察甘草，写下 2~4 点最重要的性状鉴别特征。

鉴别项目	甘草

（2）理论知识学习。

【来源】　甘草为豆科植物甘草 *Glycyrrhiza uralensis* Fischer 或胀果甘草 *Glycyrrhiza inflata* Batal 或光果甘草 *Glycyrrhiza glabra* L. 的干燥根及根茎。

【性状鉴别】（见附录五中图 1-8）

（1）甘草性状特点如下：甘草根呈圆柱形，长为 25~100 cm，直径为 0.6~3.5 cm；其外皮松紧不等，红棕色；质坚实；断面纤维性，黄白色，有粉性和裂隙，具明显的形成层环及放射状纹理——"菊花心"；根茎断面中央有髓；味甜而特殊。

（2）胀果甘草性状特点如下：胀果甘草的根及根茎木质粗壮，有的有分枝，外皮粗糙，多灰棕色或灰褐色；质坚硬，木质纤维多，粉性小；根茎不定芽多而粗大。

【功效主治】

名称	甘草	
药性	甘，平，归心、肺、脾、胃经	
功效主治	补脾益气	心气虚的心动悸、脉结代
	祛痰止咳	咳嗽气喘
	清热解毒	疮痈肿毒，食物药物中毒
	缓急止痛	脘腹或四肢挛急疼痛
	调和诸药	缓和他药毒性、烈性
特点	藻戟遂芫俱战草；大量长久服用，可引起水钠潴留，浮肿	

9. 黄芪

（1）认真观察黄芪，对比甘草的性状鉴别特征进行区分。

鉴别项目	黄芪	甘草
形状		
颜色		
断面		
质地		
气味		

(2)理论知识学习。

【来源】 黄芪为豆科植物蒙古黄芪 *Astragalus membranaceus* var. *mongholicus* Hsiao 或膜荚黄芪 *Astragalus membranaceus* Bge. 的干燥根及根茎。

【性状鉴别】(见附录五中图 1-9) 黄芪呈圆柱形,极少有分枝,上粗下细,长为 30～90 cm,直径为 1～3.5 cm;表面淡棕黄色或淡棕褐色,有纵皱纹;质硬而韧(绵纤维性);断面纤维性,并显粉性,皮部黄白色,木部淡黄色,显放射状纹理及裂隙——"金井玉栏"、"菊花心",老根中心偶成枯朽状;气微,味微甜,嚼之有豆腥味。

【功效主治】

名称	黄芪	
药性	甘,微温;归脾、肺经	
功效主治	补气升阳	脾气虚证;肺气虚证
	固表止汗	气虚下陷证
	敛疮生肌	气虚自汗证
	利水消肿	气虚水肿
	托毒排脓	疮疡难溃难腐
	生精养血	气血亏虚
	行滞通痹	痹证、中风后遗症
特点	补气升阳举陷之要药	

10.苦参

(1)认真观察苦参,写下 2～4 点最重要的性状鉴别特征。

鉴别项目	苦参

(2)理论知识学习。

【来源】 苦参是豆科植物苦参 *Sophora flavescens* Ait. 的干燥根。

【性状鉴别】(见附录五中图 1-10) 苦参呈长圆柱形;表面呈灰棕色或棕黄色,栓皮易破裂反卷,剥落处显黄色;质硬,断面纤维性,黄白色,具放射状纹理及裂隙;气微,味极苦。

17

【功效主治】

名称	苦参	
药性	苦,寒;归心、肝、胃、大肠、膀胱经	
功效主治	清热燥湿	下焦湿热证,黄疸,泻痢
	杀虫	脏腑热症;热毒疮肿
		皮肤瘙痒;疥癣麻风
	利尿	湿热淋痛,小便不利
特点	不宜与藜芦同用	

11. 山豆根

(1)认真观察山豆根,写下 2～4 点最重要的性状鉴别特征。

鉴别项目	山豆根

(2)理论知识学习。

【来源】 山豆根是豆科植物越南槐 *Sophora tonkinensis* Gagnep. 的干燥根和根茎。山豆根主要产自广西、广东,习惯称之为"广豆根"。

【性状鉴别】(见附录五中图 1-11) 山豆根根茎呈不规则结节状,根呈长圆柱形;表面呈棕色至棕褐色;质坚硬,断面皮部呈浅棕色,木部呈淡黄色;有豆腥气,味极苦。

【功效主治】

名称	山豆根	
药性	苦,寒;有毒;归肺、胃经	
功效主治	清热解毒	热毒疮痈;牙龈肿痛
	消肿利咽	火毒蕴结之咽喉肿痛
特点	火毒蕴结之咽喉肿痛之要药;不宜过量服用	

12. 葛根

(1)认真观察葛根,写下 2～4 点最重要的性状鉴别特征。

鉴别项目	葛根

(2)理论知识学习。

【来源】 葛根是豆科植物野葛 *Pueraria lobata*（Willd.）Ohwi. 的干燥根。

【性状鉴别】（见附录五中图 1-12） 野葛根为纵切的长方形厚片或小方块；外皮呈淡棕色,切面呈黄白色；质韧,纤维性强；气微,味微甜。

【功效主治】

名称	葛根	
药性	甘、辛,凉;归脾、胃经	
功效主治	解肌退热	外感发热;项背强痛
	透疹	麻疹透发不畅
	生津止渴	消渴病及热病伤津口渴
	升阳止泻	脾虚泄泻
	通经活络	中风偏瘫
	解酒毒	酒毒伤中
特点	退热、升阳;风寒风热表证皆可用;另有明显降压作用	

13. 人参

(1)认真观察人参（生晒参）,写下 2～4 点最重要的性状鉴别特征。

鉴别项目	人参

(2)理论知识学习。

【来源】 人参是五加科植物人参 *Panax ginseng* C. A. Mey. 的干燥根和根茎。人参主产于我国吉林、辽宁、黑龙江等省;其栽培品习称"园参";其野生品习称"山参"。

园参,栽种 5～6 年后,于秋季采挖,除去茎叶及泥土。

新鲜人参称"水子"或"水参"。水子加工的商品有:

①生晒参:生晒参直接晒干;因不去支根,故称"全须生晒参"。

②红参:"水子"经蒸后晒干或烘干,称为普通"红参";红参中芦长、体长（大于 8.3 cm）、带有较长支根者,称为"边条红参";其支根及须根,称"参须"。

③白参（糖参）:鲜参置沸水中烫 3～7 min,取出,用针扎小孔,再浸于浓糖液中 2～3 次,每次 10～12 h,取出干燥,称为"白参"或"糖参"。

真空冷冻干燥人参,可防止有效成分总皂苷的损失,提高产品质量。

19

【性状鉴别】(见附录五中图 1-13)

(1)园参:园参一般分芦、艼、体、腿、须等部;其上部的根茎称为"芦头",长为 1~4 cm,直径为 0.3~1.5 cm;芦头上凹窝状茎根,习称"芦碗";芦头上不定根,习称"艼",多为 2~3 支;主根称体,纺锤形或圆柱形,长 3~15 cm,直径 1~2 cm;支根为腿,一般有 3~5 支,腿生有须根,其上有小突起,习称"珍珠点"。

(2)生晒参:生晒参主根呈纺锤形或圆柱形;表面显灰黄色,上部有断续环纹及明显纵皱纹;体轻,质较硬;断面呈淡黄白色,形成层环呈棕黄色,皮部有棕色点状树脂道和放射状裂隙;气香而特异,味微苦、甘。

(3)红参:红参表面呈红棕色、半透明、具纵向顺纹,上部有断续不明显环纹;其断面平坦、角质,中间有颜色稍浅的圆心。

(4)糖参:糖参表面呈黄白色;质较重,参体和参腿上常有糖样结晶;味甜。

【功效主治】

名称	人参	
药性	甘、微苦,微温;归肺、脾、心、肾经	
功效主治	大补元气	元气虚脱证
	复脉固脱	肺脾心肾气虚证
	补脾益肺	热病气虚津伤口渴
	生津养血	内热消渴,气血亏虚
	安神益智	失眠多梦,健忘
特点	为拯危救脱、补气补脾补肺要药;反藜芦;畏五灵脂	

14. 西洋参

(1)认真观察西洋参,写下 2~4 点最重要的性状鉴别特征。

鉴别项目	西洋参

(2)理论知识学习。

【来源】 西洋参是五加科植物西洋参 *Panax quinquefolium* L. 的干燥根。

西洋参主产自北美,我国东北、西北、华北也有栽培;原皮参为西洋参经去芦茎,连皮晒干而成;去皮参为西洋参经加谷壳于布袋内撞刷去皮,再用硫磺熏制而成。

【性状鉴别】(见附录五中图 1-14)

(1)野参:野参呈蚕蛹形,短圆锥形,细小如指,多不匀称;参体有密集的黑线纹,顶端尤甚;质轻泡、体硬。

（2）种参：种参主根呈纺锤形或圆柱形，长为 3~12 cm，直径为 0.8~2 cm；表面呈浅黄褐色，有横向环纹及横长皮孔状突起、细纵皱纹；质坚实；断面平坦，皮部散有多数黄棕色点状树脂道，形成层环纹呈棕黄色，木部略呈放射状；气微而特异，味微苦、甘。

【功效主治】

名称	西洋参	
药性	甘、微苦，寒；归肺、心、肾、脾经	
功效主治	补气养阴	气阴两脱证
		肺气肺阴两虚证
	清热生津	气虚津伤口渴及消渴
特点	不宜与藜芦同用	

15. 白芷

（1）认真观察白芷，写下 2~4 点最重要的性状鉴别特征。

鉴别项目	白芷

（2）理论知识学习。

【来源】 白芷是伞形科植物白芷 *Angelica dahurica* f. 或杭白芷 *A. dahurica* var. *formosana* 的干燥根。

【性状鉴别】（见附录五中图 1-15）

（1）白芷：白芷根呈圆锥形；表面具皮孔样横向突起，称"疙瘩丁"；断面灰白色，皮部散有多数棕色油点；木质部约占断面的 1/3；气芳香。

（2）杭白芷：杭白芷具有横向皮孔样突起多四纵行排列；形成层环略呈方形，木质部约占断面的 1/2。

【功效主治】

名称	白芷	
药性	辛，温；归肺、胃、大肠经	
功效主治	解表散寒	感冒头痛；眉棱骨痛
	祛风止痛	头痛；牙痛；痹痛
	宣通鼻窍	鼻渊；鼻塞不通
	消肿排脓	
	燥湿止带	带下证
特点	通鼻窍；以止痛、通鼻窍见长	

16. 当归

（1）认真观察当归，写下 2～4 点最重要的性状鉴别特征。

鉴别项目	当归

（2）理论知识学习。

【来源】 当归是伞形科植物当归 *Angelica sinensis*（Oliv.）Diels 的干燥根。

【性状鉴别】（见附录五中图 1-16） 当归的根略呈圆柱形，根头称"归头"，主根称"归身"，支根称"归尾"，全体称"全归"；根头膨大，有残留的叶鞘及茎基；主根粗短，支根有 3～5 条；质柔韧；断面黄白色，皮部厚，有棕色油点，形成层环黄棕色；有浓郁特异香气，味甘、辛、微苦。

需注意，当归以色泽黄白、质地柔软油润、气味浓郁醇和者质量为佳。而干枯无油或断面呈绿褐色者不可供药用。

【功效主治】

名称	当归	
药性	甘、辛，温；归心、肝、脾经	
功效主治	补血活血	血虚证；月经不调、经闭
	调经止痛	血瘀证；跌打损伤风寒痹痛
	润肠通便	阴血亏虚之肠燥便秘
特点	为补血之圣药，行气活血之要药	

17. 前胡

（1）认真观察前胡，写下 2～4 点最重要的性状鉴别特征。

鉴别项目	前胡

（2）理论知识学习。

【来源】 前胡是伞形科植物白花前胡 *Peucedanum praeruptorum* Dunn 的干燥根。

【性状鉴别】（见附录五中图 1-17） 白花前胡呈不规则圆柱形、圆锥形或纺锤形；外表呈黑褐色至灰黄色；质较柔软，断面呈淡黄白色，皮部呈淡黄色，木部呈黄棕色；气芳香，味微苦而辛。

项 目 一
根与根茎类
生药

【功效主治】

名称	前胡	
药性	苦、辛,微寒;归肺经	
功效主治	降气化痰	痰热咳喘
	散风清热	风热咳嗽痰多
特点	性偏寒,多用于外感风热、痰热咳喘	

18. 防风

(1)认真观察防风,写下 2～4 点最重要的性状鉴别特征。

鉴别项目	防风

(2)理论知识学习。

【来源】 防风是伞形科植物防风 *Saposhnikovia divaricata*(Turcz.) Schischk. 的干燥根。

【性状鉴别】(见附录五中图 1-18) 防风呈长圆锥形或长圆柱形,表面灰棕色;根头部有明显密集的环纹;体轻,质松,断面皮部浅棕色,木质部浅黄色;气特异,味微甘。

【功效主治】

名称	防风	
药性	辛、甘,微温;归膀胱、肝、脾经	
功效主治	祛风解表	治风通用药
	胜湿止痛止痉	风湿痹痛,破伤风
特点	祛风、解表;外风可祛,内风可息(破伤风)	

19. 柴胡

(1)认真观察柴胡,仔细区分南柴胡和北柴胡,写下 2～4 点最重要的性状鉴别特征。

鉴别项目	南柴胡	北柴胡

(2)理论知识学习。

【来源】 柴胡为伞形科植物柴胡 *Bupleurum chinense.*(习称"北柴胡")或狭

叶柴胡 *Bupleurum scorzonerifolium* Willd.（习称"南柴胡"）的干燥根。

【性状鉴别】（见附录五中图 1-19）

（1）北柴胡：北柴胡呈长圆锥形，下部分枝；其根头残留 3～15 个茎基或纤维状的叶基；质硬而韧，断面呈片状纤维性，皮部呈浅棕色，木部呈黄白色；气微香，味微苦。

（2）南柴胡：南柴胡的根头顶端有细毛状枯叶纤维；表面呈红棕色，靠近根头处多具细密环纹；质稍软，易折断；断面略平坦，不显纤维性；具败油气的作用。

【功效主治】

名称	柴胡	
药性	苦、辛、微寒，归肝、胆经	
功效主治	疏散退热	感冒高热；少阳病
	疏肝解郁	肝郁气滞证
	升举阳气	中气下陷，脏器脱垂
特点	退热、升阳；风寒风热表证皆可用，为治少阳证之要药	

20. 北沙参

（1）认真观察北沙参，写下 2～4 点最重要的性状鉴别特征。

鉴别项目	北沙参

（2）理论知识学习。

【来源】 北沙参为伞形科植物珊瑚菜 *Glehnia lit-toralis* Fr. Schmidt ex Miq. 的干燥根。

【性状鉴别】（见附录五中图 1-20）　珊瑚菜呈细长圆柱形，表面呈淡黄白色，不去外皮的表面呈黄棕色；质硬而脆，断面皮部呈浅黄白色，木部呈黄色；气特异，味微甜。

【功效主治】

名称	北沙参	
药性	甘、微苦、微寒；归肺、胃经	
功效主治	养阴清肺	肺阴虚证
	益胃生津	胃阴虚证
		阴伤津亏口渴
特点	本品补肺胃阴，兼能清肺胃热；不宜与藜芦同用	

21. 紫草

(1)认真观察紫草,写下 2~4 点最重要的性状鉴别特征。

鉴别项目	紫草

(2)理论知识学习。

【来源】 紫草为紫草科植物新疆紫草 *Arnebia euchroma* 或内蒙紫草 *Arnebia guttata* 的干燥根。

【性状鉴别】(见附录五中图 1-21)

(1)新疆紫草:新疆紫草呈不规则的长圆柱形,多扭曲;顶端有时可见分枝的茎残基;表面显紫红色或紫褐色,皮部疏松,呈条形片状,常十余层重叠,易剥落;断面呈同心环层,木部较小,黄白色;气特异,味微苦、涩。

(2)内蒙紫草:内蒙紫草呈圆锥形或圆柱形,扭曲;根头部略粗大,顶端有残茎一个或多个,被短硬毛;表面紫红色,皮部略薄,常数层相叠,易剥离;折断面较整齐,皮部紫红色,木部较小,黄白色;气特异,味涩。

【功效主治】

名称	紫草	
药性	甘、咸,寒;归心、肝经	
功效主治	清热凉血	热毒盛之斑疹紫黑
	活血解毒	痈肿疮毒;水火烫伤
	透疹消斑	麻疹不畅
特点		

22. 丹参

(1)认真观察丹参,写下 2~4 点最重要的性状鉴别特征。

鉴别项目	丹参

(2)理论知识学习。

【来源】 丹参为唇形科植物丹参 *Salvia miltiorrhiza* Bge. 的干燥根和根茎。

25

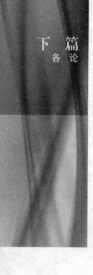

【性状鉴别】(见附录五中图 1-22)　丹参的根茎粗短;其根有数条,呈长圆柱形;其表面棕红色;其老根外皮疏松,常呈鳞片状剥落;其断面疏松,皮部呈棕红色,木部呈黄白色,导管束呈放射状排列。

【功效主治】

名称	丹参	
药性	苦,微寒;归心、肝经	
功效主治	活血祛瘀	月经不调,经闭痛经
	通经止痛	淤血诸痛
	凉血消痈	疮痈肿毒
	清心除烦	心烦不眠
特点	活血、凉血、安神;不宜与藜芦同用	

23. 黄芩

(1)认真观察黄芩,写下 2～4 点最重要的性状鉴别特征。

鉴别项目	黄芩

(2)理论知识学习。

【来源】　黄芩为唇形科植物黄芩 *Scutellaria baicalensis* Georgi 的干燥根。

【性状鉴别】(见附录五中图 1-23)　黄芩呈圆锥形,扭曲;表面呈棕黄色或深黄色,有扭曲的纵皱;质硬而脆,易折断;断面呈黄色,中间呈红棕色;其老根中间枯朽状或中空,称为"枯芩";其气微,味苦。

【功效主治】

名称	黄芩	
药性	苦,寒;归肺、胆、脾、胃、大肠、小肠经	
功效主治	清热燥湿	湿热诸证;湿温首选
	泻火解毒	清肺热、气分热、少阳热
	止血	血热出血证
	安胎	胎热胎动不安
特点	长于清中上焦湿热	

24. 巴戟天

（1）认真观察巴戟天，写下 2～4 点最重要的性状鉴别特征。

鉴别项目	巴戟天

（2）理论知识学习。

【来源】　巴戟天为茜草科植物巴戟天 *Morinda officinalis* How 的干燥根。

【性状鉴别】（见附录五中图 1-24）　巴戟天呈扁圆柱形，略弯曲，长度不等，直径为 1～2 cm；外皮横向断裂而露出木部，形似连珠；质坚韧；断面不平坦，皮部厚，易与木部剥离，皮部呈淡黄色，木部呈黄棕色；无臭，味甘、微涩。

【功效主治】

名称	巴戟天	
药性	甘、辛，微温；归肾、肝经	
功效主治	补肾阳	阳虚、不孕；尿频遗尿
	强筋骨	肝肾不足、筋骨痿软
	祛风湿	风湿痹痛
特点	为补肾滋阴之品	

25. 茜草

（1）认真观察茜草，对比丹参的性状鉴别特征进行区分。

鉴别项目	茜草	丹参
形状		
颜色		
断面		
质地		
气味		

（2）理论知识学习。

【来源】　茜草为茜草科植物茜草 *Rubia cordifolia* L. 的干燥根和根茎。

【性状鉴别】（见附录五中图 1-25）　茜草的根茎呈结节状，下部着生数条根。其根断面皮部狭，呈紫红色；木部宽广，呈浅黄红色，可见多数导管小孔。

【功效主治】

名称	茜草	
药性	苦,寒;归肝经	
功效主治	祛瘀止血	出血证,兼热淤适宜
	凉血	
	通经	血瘀经络闭阻之证
特点	既能凉血止血,又能活血行血;妇科调经要药	

26. 玄参

(1)认真观察玄参,写下 2～4 点最重要的性状鉴别特征。

鉴别项目	玄参

(2)理论知识学习。

【来源】 玄参为玄参科植物玄参 *Scrophularia ningpoensis* Hemsl. 的干燥根。

【性状鉴别】(见附录五中图 1-26) 玄参呈圆锥形,有的微弯似羊角状;表面呈灰黄色或棕褐色,有明显的纵沟和横向皮孔;质坚实,不易折断;断面呈黑色,微有光泽;具焦糖气,味甘、微苦。

【功效主治】

名称	玄参	
药性	苦、咸,寒;入脾、胃、肾经	
功效主治	清热凉血	温病热入营血
	滋阴降火	各种阴虚证
	解毒散结	咽喉肿痛,痈肿疮毒
特点	泻火解毒力较强;不宜与藜芦同用	

27. 桔梗

(1)认真观察桔梗,写下 2～4 点最重要的性状鉴别特征。

鉴别项目	桔梗

(2)理论知识学习。

【来源】 桔梗为桔梗科植物桔梗 *Platycodon grandiflorum*（Jacq.）A. DC. 的干燥根。

【性状鉴别】（见附录五中图1-27） 桔梗呈圆柱形或长纺锤形,略扭曲;顶端有较短的根茎（"芦头"）,其上有数个半月形的茎痕;表面呈白色或淡黄白色;全体有不规则纵皱,并有横向皮孔样的疤痕;质硬脆,易折断;折断面较平坦,皮部显类白色,形成层环明显,木部呈淡黄色——"金井玉栏""菊花心"。气微、味微甜后稍苦。

【功效主治】

名称	桔梗	
药性	苦、辛,平;归肺经	
功效主治	祛痰	咳嗽痰多
	利咽	咽痛音哑、失音
	排脓	肺痈吐脓
	宣肺	胸闷不畅
特点	宣肺、引药上行的作用,为肺部之引经	

28.党参

(1)认真观察党参,写下 2～4 点最重要的性状鉴别特征。

鉴别项目	党参

(2)理论知识学习。

【来源】 党参为桔梗科植物党参 *Codonopsis pilosula* 或素花党参 *Codonopsis pilosula* var. *modesta* 或川党参 *Codonopsis tangshen* 的干燥根。

【性状鉴别】（见附录五中图1-28）

(1)党参:党参呈长圆柱形;根头部有多数疣状突起的茎痕及芽,习称"狮子盘头";根头下有致密的环状横纹,有的达全长的一半,其栽培品环状横纹少或无;支根断落处有黑褐色胶状物;质稍硬而略韧,断面有放射状纹理,木部呈淡黄色——"菊花心";有特殊香气,味微甜。

(2)素花党参:素花党参根头下有致密的环状横纹,其长达全长的一半以上;断面裂隙多,皮部呈灰白至淡棕色。

(3)川党参:川党参长为 10～45 cm,有明显的纵沟,顶端有较稀的横纹;有的根头部较小,称"泥鳅头";质较软而实,断面裂隙较少,皮部呈黄白色。

29

【功效主治】

名称	党参	
药性	甘,平;归脾、肺经	
功效主治	健脾益肺	脾肺气虚证
	养血生津	气津两伤证
		气血两虚证
特点	善补中益气;不宜与藜芦同用	

29. 南沙参

（1）认真观察南沙参,对比桔梗的性状鉴别特征进行区分。

鉴别项目	南沙参	桔梗
形状		
颜色		
断面		
质地		
气味		

（2）理论知识学习。

【来源】 南沙参为桔梗科植物轮叶沙参 *Adenphora tetraphylla*（Thunb.）Fisch. 或（杏叶）沙参 *A. strcta* Miq. 的干燥根。

【性状鉴别】（见附录五中图 1-29） 沙参呈圆锥形,略弯曲;顶端具有 1 个或 2 个根茎（"芦头"）;表面呈黄白色;体轻,质泡;断面具有黄白色交错的纹理,多裂隙;无臭,味微甘。

【功效主治】

名称	南沙参	
药性	甘、微苦,微寒;归肺、胃经	
功效主治	养阴清肺	肺阴虚证
	益胃生津	胃阴虚证
	化痰益气	阴伤津亏口渴
		宜于阴虚兼气虚或有痰
特点	本品补肺阴,养胃阴,兼能清肺胃热;质地松泡多孔,又称"泡参";不宜与藜芦同用	

30. 木香

(1)认真观察木香,写下 2～4 点最重要的性状鉴别特征。

鉴别项目	木香

(2)理论知识学习。

【来源】 木香为菊科植物木香 *Aucklandia lappa* Decne. 的干燥根。

【性状鉴别】(见附录五中图 1-30) 木香呈圆柱形或半圆柱形,形如枯骨;表面呈黄棕色,可见不规则菱形网纹,有显著纵沟及侧根痕;质坚,体重,不易折断;断面形成层环棕色,并可见散在的褐色油点;老根中心常呈朽木状;气香特异,味微苦。

【功效主治】

名称	木香	
药性	辛、苦,温;归脾、胃、大肠、肝、胆经	
功效主治	行气止痛	脾胃气滞证
	健脾消食	大肠气滞,泻痢后重
		肝胆气滞证
特点	行气止痛及治湿热泄痢里急后重之要药	

31. 远志

(1)认真观察远志,写下 2～4 点最重要的性状鉴别特征。

鉴别项目	远志

(2)理论知识学习。

【来源】 远志为远志科植物远志 *Polygala tenuifolia* Willd. 或卵叶远志 *Polygala sibiria* L. 的干燥根。

【性状鉴别】(见附录五中图 1-31) 远志呈圆柱形;表面呈灰黄色至灰棕色,有密而深陷的横皱纹;断面皮部显棕黄色,木部呈黄白色;气微,味苦、微辛,嚼之有刺喉感。

31

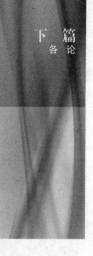

【功效主治】

名称	远志	
药性	苦、辛,微温;归心、肾、肺经	
功效主治	安神益智	心神不宁证,尤宜健忘
	交通心肾	痰多咳嗽
	祛痰	痰阻心窍的癫狂、痫证
	消肿	痈疽疮毒,乳房肿痛
特点	远志作用于肾,石菖蒲作用于心,能交通心肾	

任务二　须根类生药的识别

任务目标

(1)熟练掌握须根类生药的性状鉴别特点,能够正确描述药材性状特征,做到见药知名。

(2)熟练掌握须根类生药的功效,并能够迅速正确描述。

合作探究及认知

(1)观察常用须根类生药,对须根类生药材的主要性状特点进行总结和归纳。

鉴别项目	须根类生药主要性状特点

(2)区分下列各组药材。

细辛和威灵仙。

做中学(知识链接)

1. 细辛

(1)认真观察细辛,写下 2～4 点最重要的性状鉴别特征。

鉴别项目	细辛

（2）理论知识学习。

【来源】 细辛为马兜铃科细辛属植物北细辛 *Asarum heterotropoides* Fr. Schmidt var. *mandshuricum*（Maxim.）Kitag. 或汉城细辛 *Asarum sieboldii* Miq. var. *seoulense* Nakai 或华细辛 *Asarum sieboldii* Miq. 的干燥根及根茎。

【性状鉴别】（见附录五中图1-32） 细辛根茎横生呈不规则圆柱形，常卷缩成团；其根茎表面显灰棕色，粗糙，有环节，分枝顶端有碗状的茎痕；根表面显灰黄色，有须根及须根痕；质脆，易折断，断面显黄白色；气辛香，味辛辣、麻舌。

【功效主治】

名称	细辛	
药性	辛,温;有小毒;归肺、肾、心经	
功效主治	解表散寒	风寒表证
	祛风止痛	头痛;牙痛;痹痛
	通窍	鼻渊;鼻塞不通
	温肺化饮	肺寒咳喘
特点	通鼻窍;治鼻渊之良药,不宜与藜芦同用	

2. 威灵仙

（1）认真观察威灵仙,对比细辛的性状鉴别特征进行区分。

鉴别项目	威灵仙	细辛
形状		
颜色		
断面		
质地		
气味		

（2）理论知识学习。

【来源】 威灵仙为毛茛科植物威灵仙 *Clematis chinensis* Osbeck 或棉团铁线莲 *Clematis hexapetala* Pall. 或东北铁线莲 *Clematis manshurica* Rupr. 的干燥根和根茎。

【性状鉴别】（见附录五中图1-33）

（1）威灵仙：根茎呈柱状，表面呈淡棕黄色，质较坚韧；根呈细长圆柱形，表面呈黑褐色，质硬脆；气微，味淡。

（2）棉团铁线莲：根茎呈短柱状；根表面呈棕褐色至棕黑色；味咸。

（3）东北铁线莲：根茎呈柱状；根表面呈棕黑色；味辛辣。

【功效主治】

名称	威灵仙	
药性	辛、苦,微温;归肝、肾经	
功效主治	祛风湿	风湿痹痛
	通经络	头风痛、牙痛等
		筋脉拘挛、关节不利
特点	治风湿痹痛要药,无论上下皆可用	

3. 龙胆

(1)认真观察龙胆,写下 2～4 点最重要的性状鉴别特征。

鉴别项目	龙胆

(2)理论知识学习。

【来源】　龙胆为龙胆科植物龙胆 *Gentiana scabra* Bunge.(习称"龙胆")、三花龙胆 *G. triflora* Pall.(习称"龙胆")、条叶龙胆 *G. manshurica* Kitan.(习称"龙胆")或坚龙胆 *G. rigescens* Franch.(习称"坚龙胆")的干燥根及根茎。

【性状鉴别】(见附录五中图 1-34)

(1)龙胆:龙胆根茎上端有茎痕或残留茎基,周围和下端着生多数细长的根——"马尾形";根呈圆柱形,上部有显著的横皱纹;断面有 5～8 个木质部束环列;味甚苦。

(2)坚龙胆:坚龙胆表皮膜质,易脱落;断面木质部黄色明显,无髓。

【功效主治】

名称	龙胆	
药性	苦,寒;归肝、胆经	
功效主治	清热燥湿	长于清泄肝胆湿热
	泻肝胆火	肝胆火热证
特点	清肝胆湿热,泻肝胆实火	

4. 紫菀

(1)认真观察紫菀,写下 2～4 点最重要的性状鉴别特征。

鉴别项目	紫菀

(2)理论知识学习。

【来源】 紫菀为菊科植物紫菀 *Aster tataricus* L. f. 的干燥根和根茎。

【性状鉴别】(见附录五中图 1-35)

紫菀根茎呈不规则块状；表面呈紫红色或灰红色；质较柔韧，断面呈灰白色或灰棕色，边缘呈紫红色，中央有一细小点状淡黄色木心；气微香，味甜、微苦。

【功效主治】

名称	紫菀	
药性	辛、苦，温；归肺经	
功效主治	润肺下气	痰多咳喘
	消痰止咳	肺虚久咳
特点	蜜炙润肺	

任务三 块状根类生药的识别

任务目标

(1)熟练掌握块状根类生药的性状鉴别特点，能够正确描述药材性状特征，做到见药知名。

(2)熟练掌握块状根类生药的功效，并能够迅速正确描述。

合作探究及认知

(1)观察常用块状根类生药，对块状根类生药材的主要性状特点进行总结和归纳。

鉴别项目	块状根类生药主要性状特点

(2)区分下列各组药材。

①盐附子、黑顺片和白附片；②熟地黄和何首乌。

做中学(知识链接)

1. 何首乌

(1)认真观察何首乌，写下 2～4 点最重要的性状鉴别特征。

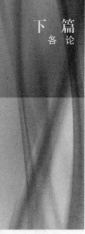

鉴别项目	何首乌

（2）理论知识学习。

【来源】 何首乌为蓼科植物何首乌 *Polygonum multijiorum* Thunb. 的干燥块根。

【性状鉴别】（见附录五中图 1-36） 何首乌呈团块状或不规则纺锤形，两端各具有一个明显的根痕，露出纤维状维管束；表面呈红棕色；体重，质坚实，不易折断；切断皮部散列"云锦状花纹"（异常维管束），中央形成层环明显，有的有木心；气微，味微苦而甘涩。

【功效主治】

名称	何首乌（制）	
药性	甘、涩，微温；归肝、肾、心经	
功效主治	益精血	血虚证
	补肝肾	肾精亏虚之早衰
	乌须发	头晕眼花、须发早白
	强筋骨	腰膝酸软、肢体麻木
	化浊降脂	高血压、高脂血症
特点	历代本草列本品为滋补良药；现代研究生品不宜长期服用	

2. 太子参

（1）认真观察太子参，写下 2～4 点最重要的性状鉴别特征。

鉴别项目	太子参

（2）理论知识学习。

【来源】 太子参为石竹科植物孩儿参 *Pseudostellaria heterophylla*（Miq.）Pax ex Pax et Hoffm. 的干燥块根。

【性状鉴别】（见附录五中图 1-37） 太子参呈细长纺锤形或细长条形；表面显黄白色；质硬脆，断面平坦；气微，味微甘。

【功效主治】

名称	太子参	
药性	甘、微苦,平;归脾、肺经	
功效主治	益气健脾	肺脾气阴两虚证
	生津润肺	气阴不足,肺燥干咳
特点	补气药中的清补之品	

3. 附子

(1)认真观察附子,仔细区分盐附子、黑顺片和白附片,写下 2～4 点最重要的性状鉴别特征。

鉴别项目	盐附子	黑顺片	白附片

(2)理论知识学习。

【来源】 附子为毛茛科植物乌头 *Aconitum carmichaeli* Debx. 的子根的加工品。夏至至立秋采挖,摘取子根,除去泥土、须根,习称"泥附子"。常见的附子有盐附子、黑顺片和白附片。白附片经剥去外皮,纵切成薄片,浸漂,蒸透,晒干而制成。

【性状鉴别】(见附录五中图 1-38)

(1)盐附子:呈圆锥形;表面呈灰黑色,有盐霜;顶端中央有凹陷芽痕,周围有(钉角)或支根痕;质重而坚硬;横切面有多角形环纹(形成层),并有食盐结晶;气微,味咸而麻舌。

(2)黑顺片:上宽下窄,表面呈黑褐色,略透明,并有纵向脉纹(导管),质硬而脆,断面角质样。

(3)白附片:无外皮,全体呈黄白色,半透明状。

【功效主治】

名称	附子	
药性	辛、甘,大热;有毒;归心、肾、脾经	
功效主治	回阳救逆	亡阳证
	补火助阳	阳虚诸证
	散寒止痛	寒凝诸痛
		风湿寒痹
特点	补火助阳、散寒止痛;回阳救逆第一品药;上助心阳,中温脾阳,下补肾阳	

4. 三七

(1)认真观察三七,写下 2～4 点最重要的性状鉴别特征。

鉴别项目	三七

（2）理论知识学习。

【来源】 三七为五加科植物三七 *Panax notoginseng*（Burk.）F. H. Chen 的干燥根和根茎。其中，支根习称"筋条"，根茎习称"剪口"。

【性状鉴别】（见附录五中图 1-39） 三七主根呈类圆锥形或圆柱形，形似"猴头"；表面灰褐色或灰黄色；体重，质坚实，击碎后皮部与木部常分离；气微，味苦回甜。

【功效主治】

名称	三七	
药性	甘、微苦，温；归肝、胃经	
功效主治	散瘀止血	各种内外出血证
	消肿定痛	跌打损伤，瘀肿疼痛
特点	止血而不留瘀、化瘀而不伤正；为伤科之要药，孕妇慎用	

5. 地黄

（1）认真观察地黄，写下 2～4 点最重要的性状鉴别特征。

鉴别项目	地黄

（2）理论知识学习。

【来源】 地黄为玄参科植物地黄 *Rehmannia glutinosa* Libosch. 的新鲜或干燥块根；秋季采挖，除去芦头及须根，洗净，鲜用者习称"鲜生地"；将鲜生地徐徐烘焙，至内部变黑，约八成干，捏成团块，习称"生地"。

【性状鉴别】（见附录五中图 1-40）

（1）鲜生地：鲜生地呈纺锤形或条状，长为 9～15 cm，直径为 1～6 cm；外皮薄，表面呈浅红黄色，具弯曲的皱纹、横长皮孔以及不规则疤痕；肉质、断面呈淡黄色，可见橘红色油点，中部有放射状纹理；气微、味微甜，微苦。

（2）生地：生地多呈不规则的团块或长圆形，中间膨大，两端稍细；长为 6～12 cm，直径为 3～6 cm，有的细小，长条形，稍扁而扭曲；表面呈灰黑色或灰棕色，极皱缩，具有不规则横曲纹；体重，质较软，不易折断；断面呈灰黑色、棕黑色或乌黑色，有光泽，具有黏性；无臭，味微甜。

【功效主治】

名称	地黄	
药性	甘、苦,寒;归 心、肝、胃、肾经	
功效主治	清热凉血	温病热入营血
	养阴生津	血热出血证
		阴虚津亏证
特点	为清热、凉血、止血之要药	

6. 熟地黄

(1)认真观察熟地黄,对比何首乌的性状鉴别特征进行区分。

鉴别项目	熟地黄	何首乌

(2)理论知识学习。

【来源】 本品为生地黄的炮制加工品。

【性状鉴别】(见附录五中图 1-41) 熟地黄呈不规则的块片、碎块,大小、厚薄不一;表面呈乌黑色,有光泽,黏性大;质柔软而带韧性,不易折断,断面呈乌黑色,有光泽;气微,味甜。

【功效主治】

名称	熟地黄	
药性	甘,微温;归肝、肾经	
功效主治	补血滋阴	血虚证;肾阴虚证
	益精填髓	肾精亏虚证
特点	为养血补虚、补肾阴之要药;滋阴应是补精血,不是清补药	
	对于肾阴虚证,主要是增加物质基础	

7. 百部

(1)认真观察百部,写下 2～4 点最重要的性状鉴别特征。

鉴别项目	百部

(2)理论知识学习。

【来源】 百部为百部科植物直立百部 *Stemona sessilifolia*（Miq.）Miq. 或蔓生百部 *Stemona japonica*（Bl.）Miq. 或对叶百部 *Stemona tuberosa* Lour. 的干燥根。

【性状鉴别】（见附录五中图 1-42）

(1)直立百部和蔓生百部：块根单个或数个簇生，呈纺锤形；表面有不规则的深纵沟；断面微角质，黄白色，皮部宽广，中柱多扁缩；气微，味先甜后苦。

(2)对叶百部：对叶百部块根粗大，长为 12～25 cm，直径为 0.8～2 cm；表面呈浅棕色，皱纹较浅；质较坚实；断面呈黄白色，中柱较大，髓部类白色。

【功效主治】

名称	百部	
药性	苦、甘，微温；归肺经	
功效主治	润肺下气止咳	咳嗽寒热新久皆治
	杀虫灭虱	蛲虫病，头虱，体虱
特点	长于治疗百日咳、肺痨咳嗽；蜜炙百部润肺止咳	

8. 郁金

(1)认真观察郁金，写下 2～4 点最重要的性状鉴别特征。

鉴别项目	郁金

(2)理论知识学习。

【来源】 郁金为姜科植物温郁金 *Curcuma wenyujin* Y. H. Chen et C. Ling（习称"温郁金"）或姜黄 *Curcuma longa* L.（习称"黄丝郁金"）或广西莪术 *Curcuma kwangsiensis* S. G. Lee et C. F. Liang 或蓬莪术 *Curcuma phaeocaulis* Val. 的干燥块根。

【性状鉴别】（见附录五中图 1-43）

(1)温郁金：温郁金呈长圆形或卵圆形，稍扁；表面呈灰褐色或灰棕色，具不规则的纵皱纹，纵纹隆起处色较浅；质坚实，断面呈灰棕色，角质样；内皮层环明显；气微香，味微苦。

(2)黄丝郁金：黄丝郁金呈纺锤形；表面呈棕灰色或灰黄色，具细皱纹；断面呈橙黄色，外周棕黄色至棕红色；气芳香，味辛辣。

【功效主治】

名称	郁金	
药性	辛,苦,寒;归肝、胆、心经	
功效主治	活血止痛	血瘀气滞的诸痛证
	行气解郁	热病神昏
	清心凉血	血热出血
	利胆退黄	湿热黄疸、肝胆结石
特点	畏丁香	

9.天花粉

(1)认真观察天花粉,写下 2～4 点最重要的性状鉴别特征。

鉴别项目	天花粉

(2)理论知识学习。

【来源】 天花粉为葫芦科植物栝楼 *Trichosanthes kirilowii* Maxim. 或双边栝楼 *Trichosanthes rosth-ornii* Herms 的干燥根。

【性状鉴别】(见附录五中图 1-44) 天花粉呈不规则圆柱形、纺锤形或瓣块状;表面显黄白色或淡棕黄色;质坚实,断面点状小孔明显,略呈放射状排列;气微,味微苦。

【功效主治】

名称	天花粉	
药性	甘、微苦、微寒;归肺、胃经	
功效主治	清热泻火	温病气分证
	生津止渴	胃火上炎;胃热口渴
	消肿排脓	肺痈;疮疡肿毒;跌打肿痛
特点	不宜与川乌、草乌、附子同用	

10.天冬

(1)认真观察天冬,写下 2～4 点最重要的性状鉴别特征。

鉴别项目	天冬

（2）理论知识学习。

【来源】 天冬为百合科植物天冬 *Asparagus cochinchinensis*（Lour.）Merr. 的干燥块根。

【性状鉴别】（见附录五中图 1-45） 天冬呈长纺锤形，略弯曲；表面显黄白色至淡黄棕色，半透明，光滑或具深浅不等的纵皱纹，对光透视，可见中央有一条不透明的细木心；质硬或柔润，有黏性，断面角质样，中柱黄白色；气微，味甜、微苦。

【功效主治】

名称	天冬	
药性	甘、苦，寒；归肺、胃、肾经	
功效主治	养阴润燥	肺阴虚证、胃阴虚证
	清肺	肺热之干咳少痰、咽痛
	生津	热病伤津口渴、肠燥便秘
特点	本品甘润苦寒，养肺阴、清肺热强于麦冬	

11. 麦冬

（1）认真观察麦冬，写下 2～4 点最重要的性状鉴别特征。

鉴别项目	麦冬

（2）理论知识学习。

【来源】 麦冬为百合科植物麦冬（沿阶草）*Ophiopogon japonicus*（Thunb.）Ker-Gawl. 的干燥块根。

【性状鉴别】（见附录五中图 1-46） 麦冬呈纺锤形，两端略尖；表面显黄白色或淡黄色，有细纵纹；质柔韧，断面显黄白色，角质样，半透明，中心有一细小木心（中柱）；气微香，味甘、微苦。

【功效主治】

名称	麦冬	
药性	甘、微苦，微寒；归肺、胃、心经	
功效主治	养阴生津	滋胃阴，兼润肠通便
	润肺清心	滋肺阴，兼利咽喉
		养心阴，兼除烦安神
特点	本品味甘柔润，善养肺、胃、心阴	

任务四　条状根茎类生药的识别

任务目标

(1)熟练掌握条状根茎类生药的性状鉴别特点,能够正确描述药材性状特征,做到见药知名。

(2)熟练掌握条状根茎类生药的功效,并能够迅速正确描述。

合作探究及认知

(1)观察常用条状根茎类生药,对条状根茎类生药材的主要性状特点进行总结和归纳。

鉴别项目	条状根茎类生药主要性状特点

(2)区分下列各组药材。

①大黄和何首乌;②味莲、雅莲和云莲;③山药、葛根和天花粉。

做中学(知识链接)

1. 大黄

(1)认真观察大黄,对比何首乌的性状鉴别特征进行区分。

鉴别项目	大黄	何首乌
形状		
颜色		
断面		
质地		
气味		

(2)理论知识学习。

【来源】　大黄为蓼科植物掌叶大黄 *Rheum palmatum* L.(习称"北大黄")、唐古特大黄 *Rheum tanguticum* Maxim. ex Balf. 或药用大黄 *Rheum officinale* Baill.(习称"南大黄")的干燥根和根茎。

【性状鉴别】(见附录五中图 1-47)　大黄根茎呈类圆柱形或块状;表面呈红

43

棕色,去外皮者可见类白色网状纹理;断面呈淡红棕色或黄棕色,显颗粒性;根茎髓部宽广,有星点(异常维管束)环列或散在;根形成层环明显,木质部发达,具放射状纹理,无星点;气清香,嚼之粘牙,有沙粒感,唾液染成黄色。

【功效主治】

名称	大黄	
药性	苦,寒;归脾、胃、大肠、肝、心包经	
功效主治	泻下攻积	大便秘结,胃肠积滞
	清热泻火	火热上攻之目赤、咽痛
	凉血解毒	热毒痈肿;血热出血
	祛瘀通经	瘀血经闭,产后瘀阻
	利湿退黄	黄疸、淋证涩痛
特点	治疗积滞便秘之要药,治疗淤血证常用药;本品性峻烈,易伤正气	

2. 黄连

(1)认真观察黄连,仔细区分味连、雅连和云连,写下 2~4 点最重要的性状鉴别特征。

鉴别项目	味连	雅连	云连

(2)理论知识学习。

【来源】 黄连为毛茛科植物黄连 *Coptis chinensis*(习称"味连")、三角叶黄连 *Coptis deltoidea*(习称"雅连")或云南黄连 *Coptis teeta*(习称"云连")的干燥根茎。

【性状鉴别】(见附录五中图 1-48)

(1)味连:味连多分枝,集聚成簇,形如鸡爪;表面有不规则结节状隆起,部分节间平滑,习称"过桥",上部残留棕色鳞叶或叶柄残基;断面皮部呈暗红色,木部呈金黄色,有放射状纹理,中央髓部呈红棕色;气微,味极苦。

(2)雅连:雅连多单枝,"过桥"较长。

(3)云连:云连多单枝,较细小,表面呈棕黄色,有"过桥";折断面较平坦。

【功效主治】

名称	黄连	
药性	苦,寒;归心、脾、胃、肝、大肠经	
功效主治	清热燥湿	湿热诸证;湿热痢疾首选
	泻火解毒	清胃热、心热
特点	长于清中焦(肠胃)湿热	

3. 石菖蒲

(1)认真观察石菖蒲,写下 2～4 点最重要的性状鉴别特征。

鉴别项目	石菖蒲

(2)理论知识学习。

【来源】 石菖蒲为天南星科植物石菖蒲 *Acrorus tatarinowii* Schott 的干燥根茎。

【性状鉴别】(见附录五中图 1-49) 石菖蒲呈扁圆柱形;表面有环节,节间长为 0.2～0.8 cm,节上有须根或根痕;叶痕呈三角形,左右交互排列,有的有鳞毛状的叶基残余;质硬,易断;断面纤维性,可见内皮层环及棕色油细胞点;气芳香,味苦,微辛。

【功效主治】

名称	石菖蒲	
药性	辛、苦,温;归心、脾、胃经	
功效主治	开窍豁痰	痰湿蒙蔽心窍之神昏
	醒神益智	心气不足之心悸失眠、健忘
	化湿开胃	湿浊中阻之脘腹痞胀,噤口痢
特点	擅治痰湿蒙蔽清窍的神志昏乱	

4. 玉竹

(1)认真观察玉竹,写下 2～4 点最重要的性状鉴别特征。

鉴别项目	玉竹

(2)理论知识学习。

【来源】 玉竹为百合科植物玉竹 *Polygonatum odoratum*（Mill.）Druce 的干燥根茎。

【性状鉴别】(见附录五中图 1-50) 玉竹略呈扁长圆柱形,少有分枝;表面显黄白色或淡黄棕色,半透明,具纵皱纹、白色圆点状的须根痕和圆盘状茎痕;质硬而脆或稍软,易折断,断面呈黄白色,角质样或显颗粒性,可见散在的筋脉点;气微,味甘,嚼之发黏。

【功效主治】

名称	玉竹	
药性	甘,微寒;归肺、胃、心经	
功效主治	养阴润燥	肺阴虚证
	生津止渴	心阴虚证
		胃阴虚证
特点	本品甘润微寒,养阴而不留邪	

5. 知母

(1)认真观察知母,写下 2～4 点最重要的性状鉴别特征。

鉴别项目	知母

(2)理论知识学习。

【来源】 知母为百合科植物知母 *Anemarrhena asphodeloides* Bge. 的干燥根茎。

【性状鉴别】(见附录五中图 1-51) 知母呈长条状,微弯曲,一端有浅黄色的茎叶残痕,习称"金包头";表面呈黄棕色至棕色,上面有一纵向凹沟;质硬,易折断,断面显黄白色,内皮层环明显,木部有多数散在的筋脉小点;气微,味微甜、略苦,嚼之带黏性。

【功效主治】

名称	知母	
药性	苦、甘,寒;归肺、胃、肾经	
功效主治	清热泻火	温病气分证
	滋阴润燥	肺热咳嗽;阴虚燥咳
		内热消渴;胃热口渴
		肾阴不足,虚火亢旺证
特点	泄火之中长于清润	

6. 山药

(1)认真观察山药,对比葛根、天花粉的性状鉴别特征进行区分。

鉴别项目	山药	葛根	天花粉
形状			
颜色			
断面			
质地			
气味			

(2)理论知识学习。

【来源】 山药为薯蓣科植物薯蓣 *Dioscorea opposita* Thunb. 的干燥根茎。于冬季茎叶枯萎后采挖,经切去根头,洗净,除去外皮及须根,干燥后制成,习称"毛山药"。

【性状鉴别】(见附录五中图 1-52) 毛山药略呈圆柱形,弯曲而稍扁;表面呈黄白色或淡黄色,有纵沟、纵皱及须根痕;体重质坚,不易折断,断面呈白色,颗粒状,富粉性,中央无木心;气微,味淡、微酸,嚼之发黏。

【功效主治】

名称	山药	
药性	甘,平;归脾、肺、肾经	
功效主治	补脾养胃	脾虚之食少便溏或泄泻
	生津益肺	肺虚或肺肾两虚的喘咳
	补肾涩精	肾阴虚证
		消渴证
特点	气阴兼补,脾肺肾兼治,略兼收涩	

7. 羌活

(1)认真观察羌活,写下 2～4 点最重要的性状鉴别特征。

鉴别项目	羌活

(2)理论知识学习。

【来源】 羌活为伞形科植物羌活 *Notopterygium incisum* Ting ex H. T. Chang 或宽叶羌活 *Notopterygium franchetii* H. de Boiss. 的干燥根茎和根。

【性状鉴别】(见附录五中图 1-53) 羌活表面呈棕褐色至黑褐色,节间缩短,呈紧密隆起的环状,形似蚕,习称"蚕羌";或节间延长,形如竹节状,习称"竹节羌";体轻质脆,断面不平坦,有多数裂隙;气香,味微苦而辛。

【功效主治】

名称	羌活	
药性	辛、苦,温;归肺、膀胱经	
功效主治	解表散寒	风寒感冒;头痛项强
	祛风除湿	风湿痹痛
	止痛	肩背酸痛
特点	祛风、解表;上半身风湿痹痛,肩背肢节疼痛为佳	

47

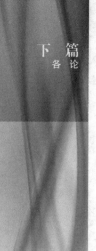

任务五　块状根茎类生药的识别

任务目标

(1)熟练掌握块状根茎类生药的性状鉴别特点,能够正确描述药材性状特征,做到见药知名。

(2)熟练掌握块状根茎类生药的功效,并能够迅速正确描述。

合作探究及认知

(1)观察常用块状根茎类生药,对块状根茎类生药材的主要性状特点进行总结和归纳。

鉴别项目	块状根茎类生药主要性状特点

(2)区分下列各组药材。

三七和莪术。

做中学(知识链接)

1. 延胡索

(1)认真观察延胡索,写下 2~4 点最重要的性状鉴别特征。

鉴别项目	延胡索

(2)理论知识学习。

【来源】　延胡索为罂粟科植物延胡索 *Corydalis yanhusuo* W. T. Wang 的干燥块茎。

【性状鉴别】(见附录五中图 1-54)　延胡索呈不规则扁球形;表面有不规则网状波纹;顶端有略凹陷茎痕;基部稍凹陷呈脐状,或呈疙瘩状突起;质硬脆,断面黄色,角质样,有蜡样光泽;气微,味苦。

【功效主治】

名称	延胡索	
药性	辛、苦,温;归肝、脾、心经	
功效主治	活血	血瘀气滞的诸痛证
	行气止痛	活血行气不典型,止痛为主
特点	活血、行气、止痛;常用的止痛药	

2. 川芎

(1)认真观察川芎,写下 2～4 点最重要的性状鉴别特征。

鉴别项目	川芎

(2)理论知识学习。

【来源】 川芎为伞形科植物川芎 *Ligusticum chuanxiong* Hort. 的干燥根茎。

【性状鉴别】(见附录五中图 1-55) 川芎呈不规则结节状拳形团块;表面有平行隆起的轮节;顶端有凹陷的茎痕;断面可见波状环纹;有特异浓郁的香气;味苦、辛,稍有麻舌感。

【功效主治】

名称	川芎	
药性	辛,温;归肝、心包经	
功效主治	活血行气	血瘀气滞的诸痛证
	祛风止痛	头痛要药;风湿痹痛
特点	活血、行气、止痛;血中之气药、妇科要药、治头痛要药	

3. 白术

(1)认真观察白术,写下 2～4 点最重要的性状鉴别特征。

鉴别项目	白术

（2）理论知识学习。

【来源】　白术为菊科植物白术 *Atractylodes macrocephala* Koidz. 的干燥根茎。

【性状鉴别】（见附录五中图 1-56）　白术呈肥厚拳状团块；表面有瘤状突起；顶端有残留茎基；质坚硬，不易折断；生晒术断面略有菊花纹及棕黄色油点；烘术断面呈淡黄白色，角质，中央有裂隙；气清香，味甜微辛，嚼之略带黏性。

【功效主治】

名称	白术	
药性	甘、苦，温；归脾、胃经	
功效主治	健脾益气	脾气虚证
	燥湿利水	脾虚水肿、痰饮
	止汗	气虚自汗
	安胎	脾虚胎气不安
特点	补气健脾第一要药	

4. 苍术

（1）认真观察苍术，写下 2～4 点最重要的性状鉴别特征。

鉴别项目	苍术

（2）理论知识学习。

【来源】　苍术为菊科植物茅苍术 *Atractylodes lancea*（Thunb.）DC. 或北苍术 *Atractylodes chinensis*（DC.）Koidz. 的干燥根茎。

【性状鉴别】（见附录五中图 1-57）

（1）茅苍术：茅苍术呈不规则连珠状或结节状圆柱形；断面有橙黄色或棕红色油点，称为"朱砂点"，暴露稍久，可析出白毛状结晶，称为"起霜"；香气特异，味微甘、辛、苦。

（2）北苍术：北苍术呈疙瘩块状或结节状圆柱形；表面显棕黑色；质较疏松，断面有油点，无白毛状结晶析出；香气较淡，味辛、苦。

【功效主治】

名称	苍术	
药性	辛,苦,温;归脾、胃、肝经	
功效主治	燥湿健脾	湿阻中焦证
	祛风散寒	风湿痹证
		风寒表证夹湿
	明目	夜盲症、眼目昏涩
特点	治湿阻中焦之要药	

5.天麻

(1)认真观察天麻,写下 2～4 点最重要的性状鉴别特征。

鉴别项目	天麻

(2)理论知识学习。

【来源】 天麻为兰科植物天麻 *Gastrodia elata* Bl. 的干燥块茎。

【性状鉴别】(见附录五中图 1-58) 天麻呈长椭圆形;一端有红棕色干枯芽苞(习称"鹦哥嘴"),或为残留茎基;另一端有自母麻脱落形成的圆脐形疤痕;表面有点状突起(潜伏芽)排列成多轮横环纹,有纵皱纹;质坚实,不易折断;断面较平坦,角质样;气微而特异,味甘。

以质地坚实沉重、有鹦哥嘴、断面明亮、无空心者(冬麻)质佳;质地轻泡、有残留茎基、断面色晦暗、空心者(春麻)质次。

【功效主治】

名称	天麻	
药性	甘,平;归肝经	
功效主治	息风止痉	肝风内动证;破伤风
	平抑肝阳	肝阳上亢证之眩晕头痛
	祛风通络	风湿痹痛,肢体麻木
特点	肝风诸证,寒热虚实皆宜;治眩晕、头痛之要药	

6.升麻

(1)认真观察升麻,写下 2～4 点最重要的性状鉴别特征。

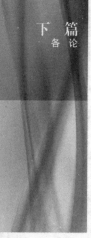

鉴别项目	升麻

(2)理论知识学习。

【来源】 升麻为毛茛科植物大三叶升麻 *Cimicifuga heracleifolia* Kom.、兴安升麻 *Cimicifuga dahurica*（Turcz.）Maxim. 或升麻 *Cimicifuga foetida* L. 的干燥根茎。

【性状鉴别】（见附录五中图 1-59） 升麻为不规则的长形块状,多分枝,呈结节状;表面显黑褐色或棕褐色,粗糙不平,有坚硬的细须根残留;上面有数个圆形空洞的茎基痕,洞内壁显网状沟纹;体轻,质坚硬,不易折断,断面不平坦,有裂隙,纤维性,显黄绿色或淡黄白色;气微,味微苦而涩。

【功效主治】

名称	升麻	
药性	辛、微甘,微寒;归肺、脾、胃、大肠经	
功效主治	发表透疹	外感表证,麻疹不透
	清热解毒	热毒疮肿;咽喉肿痛
	升举阳气	中气下陷证
特点	退热、升阳;提升脾胃清阳之气比柴胡强	

7. 黄精

(1)认真观察黄精,写下 2～4 点最重要的性状鉴别特征。

鉴别项目	黄精

(2)理论知识学习。

【来源】 黄精为百合科植物滇黄精 *Polygonatum kingianum* Coll. et Hemsl.、黄精 *Polygonatum sibiricum* Red. 或多花黄精 *Polygonatum cyrtonema* Hua 的干燥根茎;按形状不同,它们分别习称为"大黄精""鸡头黄精""姜形黄精"。

【性状鉴别】（见附录五中图 1-60）

(1)大黄精:大黄精呈肥厚肉质的结节块状;表面显淡黄色至黄棕色,具环节,有皱纹及须根痕,结节上侧茎痕呈圆盘状,圆周凹入,中部突出;质硬而韧,不易折断,断面角质,显淡黄色至黄棕色;气微,味甜,嚼之有黏性。

(2)鸡头黄精:鸡头黄精呈结节状弯柱形;结节长为2～4 cm,略呈圆锥形,常有分枝;表面显黄白色或灰黄色,半透明,有纵皱纹,茎痕圆形。

(3)姜形黄精:姜形黄精呈长条结节块状,长短不等,常数个块状结节相连;表面显灰黄色或黄褐色,粗糙,结节上侧有突出的圆盘状茎痕;味苦者不可药用。

【功效主治】

名称	黄精	
药性	甘,平;归肺、脾、肾经	
功效主治	补气养阴	阴虚肺燥、劳嗽久咳
	健脾	肾精亏虚之早衰
	润肺	脾脏气阴两虚证
	益肾	肾精亏虚,内热消渴
特点	与山药类似:气阴兼补;脾肺肾兼治;滋肾力强于山药	

8.莪术

(1)认真观察莪术,对比三七的性状鉴别特征进行区分。

鉴别项目	莪术	三七

(2)理论知识学习。

【来源】 莪术为姜科植物蓬莪术 *Curcuma phaeocaulis* Val.、广西莪术 *Curcuma kwangsiensis* S. G. Lee et C. F. Liang 或温郁金 *Curcuma wenyujin* Y. H. Chen et C. Ling(习称"温莪术")的干燥根茎。

【性状鉴别】(见附录五中图 1-61)

(1)蓬莪术:蓬莪术呈卵圆形、长卵形、圆锥形或长纺锤形;表面显灰黄色至灰棕色,有凸起的环节及圆形微凹陷的须根痕;体重,质坚实,难折断,断面显灰褐色至蓝褐色,蜡样,常附有灰棕色粉末,皮部与中柱易分离,内皮层环纹显棕褐色;气微香,味微苦而辛。

(2)广西莪术:广西莪术环节稍突起,断面显黄棕色至棕色,常附有淡黄色粉末,内皮层环纹显黄白色。

(3)温莪术:温莪术断面显黄棕色至棕褐色,常附有淡黄色至黄棕色粉末;气香或微香。

【功效主治】

名称	莪术	
药性	辛、苦,温;归肝、脾经	
功效主治	行气破血	血瘀气滞的癥瘕积聚
	消积止痛	食积气滞,脘腹胀痛
特点	行气强于三棱,破血不如三棱;醋炙后加强祛瘀止痛的作用,孕妇慎用	

9. 姜黄

(1)认真观察姜黄,写下 2～4 点最重要的性状鉴别特征。

鉴别项目	姜黄

(2)理论知识学习。

【来源】 姜黄为姜科植物姜黄 *Curcuma longa* L. 的干燥根茎。

【性状鉴别】(见附录五中图 1-62) 姜黄呈不规则卵圆形、圆柱形或纺锤形,常弯曲;表面显深黄色,粗糙,有皱缩纹理和明显环节,并有圆形分枝痕及须根痕;质坚实,不易折断,断面显棕黄色至金黄色,角质样,有蜡样光泽,内皮层环纹明显,维管束点状散在;气香特异,味苦、辛。

【功效主治】

名称	姜黄	
药性	辛,苦,温;归肝、脾经	
功效主治	破血行气	血瘀气滞的诸痛证
	通经止痛	风湿痹痛
特点	长于行肢臂而止痹痛	

10. 香附

(1)认真观察香附,写下 2～4 点最重要的性状鉴别特征。

鉴别项目	香附

(2)理论知识学习。

【来源】 香附为莎草科植物莎草 *Cyperus rotundus* L. 的干燥根茎。

【性状鉴别】（见附录五中图 1-63） 香附多呈纺锤形,有的略弯曲;表面显棕褐色或黑褐色,有 6～10 个略隆起的环节,"毛香附"在节上有棕色的毛须,并残留根痕;"光香附"已去净毛须,较光滑,环节不明显;质硬,经蒸煮者断面显黄棕色或红棕色,角质样;生晒者断面色白而显粉性,内皮层环纹明显,中柱色较深,有筋脉点散在;气香,味微苦。

【功效主治】

名称	香附
药性	辛、微苦,平;归肝、三焦经

名称		香附
功效主治	疏肝解郁	肝郁气滞诸痛证
	理气宽中	脾胃气滞证
	调经止痛	月经不调,痛经
特点	妇科调经及疏肝解郁止痛之要药	

11. 泽泻

(1)认真观察泽泻,写下 2～4 点最重要的性状鉴别特征。

鉴别项目	泽泻

(2)理论知识学习。

【来源】 泽泻为泽泻科植物泽泻 *Alisma orientalis*(Sam.)Juzep. 的干燥块茎;泽泻主产于福建(建泽泻)、四川(川泽泻)等地。

【性状鉴别】（见附录五中图 1-64）

建泽泻:建泽泻呈类球形、椭圆形或卵圆形;表面显黄白色或淡黄棕色,有多条横向凸起的环纹,习称"岗纹",岗纹之间形成浅沟,全体密布细小突起的点状须根痕;质坚实,断面呈黄白色,粉性,有多数细孔及散在的筋脉点;气微,味微苦。

【功效主治】

名称	泽泻
药性	甘、淡,寒;归肾、膀胱经

名称		泽泻
功效主治	利水渗湿	水肿、小便不利
	泄热	泄肾与膀胱湿热
	化浊降脂	淋证、带下、遗精
特点	利水最强,降高血脂最佳	

任务六　鳞茎类生药的识别

任务目标

(1)熟练掌握鳞茎类生药的性状鉴别特点,能够正确描述药材性状特征,做到见药知名。

(2)熟练掌握鳞茎类生药的功效,并能够迅速正确描述。

合作探究及认知

观察常用鳞茎类生药,对鳞茎类生药材的主要性状特点进行总结和归纳。

鉴别项目	鳞茎类生药主要性状特点

做中学(知识链接)

1.川贝母

(1)认真观察川贝母(松贝、青贝、炉贝),写下 2～4 点最重要的性状鉴别特征。

鉴别项目	松贝	青贝	炉贝

(2)理论知识学习。

【来源】　川贝母为百合科植物川贝母 *F. ritillaria cirrhosa* D. Don、暗紫贝母 *F. unibracteata* Hsiao et K. C. Hsia、甘肃贝母 *F. przewalskii* Maxim. 或梭砂贝母 *F. delavayi* Franch. 的鳞茎。前三者按药材性状的不同分别习称"松贝"和"青贝",后者药材习称"炉贝"。

【性状鉴别】(见附录五中图 1-65)

(1)松贝:松贝呈类圆锥形或球形,高为 0.3～0.8 cm,直径为 0.3～0.9 cm;表面显类白色;外层鳞叶有 2 瓣,大小悬殊,大瓣紧抱小瓣,未抱部分呈新月形,习称

"怀中抱月";顶部闭合,内有心芽和小鳞叶1~2枚;先端钝圆或稍尖,底部平,微凹入,中心有灰褐色的鳞茎盘"缕衣黑笃";质硬而脆,断面白色,富粉性;气微,味微苦;松贝细小如珍珠,故称"珍珠贝母"。

(2)青贝:青贝类扁球形;外层2鳞叶大小相近,相对抱合,顶端开口;气微,味微苦。

(3)炉贝:炉贝呈长圆锥形,高为0.7~2.5 cm,直径为0.5~2.5 cm;表面显黄白色,稍粗糙,有黄棕色斑块,习称"虎皮斑";外面两枚鳞叶大小相近,顶端多开口;基部稍尖或较钝;气微,味微苦。

【功效主治】

名称	川贝母	
药性	苦、甘、微寒;归肺、心经	
功效主治	清热润肺	肺热燥咳,干咳少痰
	化痰止咳	热痰咳嗽
	散结消痈	瘰疬,乳痈,肺痈
特点	不宜与川乌、草乌、附子同用	

2.浙贝母

(1)认真观察浙贝母,写下2~4点最重要的性状鉴别特征。

鉴别项目	浙贝母

(2)理论知识学习。

【来源】 浙贝母为百合科植物浙贝母 *Fritillaria thunbergii* Miq. 的鳞茎。按大小可分为两种规格,直径为2.0~3.5 cm者摘除心芽加工成"大贝",直径为1~2.5 cm者加工成"珠贝"。

【性状鉴别】(见附录五中图1-66)

(1)珠贝:完整的珠贝鳞茎呈扁球形,直径为1.0~2.5 cm,高为1.0~1.5 cm;表面显类白色;外层鳞叶有2枚,大而肥厚,略呈肾形,互相抱合,内有2~3枚小鳞叶及干缩的残茎;质脆而结实,易折断;断面显白色,富粉性;气微,味苦。

(2)大贝:大贝为鳞茎外层单瓣肥厚的鳞叶,一面凹入,一面凸出,呈新月状,长为2.0~3.5 cm,高为1.0~2.5 cm,厚为0.6~1.5 cm;表面类白色至淡黄白色。

【功效主治】

名称	浙贝母	
药性	苦,寒;归肺、心经	
功效主治	清热化痰止咳	风热、痰热咳嗽
	解毒散结消痈	瘰疬,疮毒,乳痈,肺痈
特点	不宜与川乌、草乌、附子同用	

项目二　茎木类生药

任务一　茎木类生药的识别

任务目标

(1)熟练掌握茎木类生药的性状鉴别特点,能够正确描述药材性状特征,做到见药知名。

(2)熟练掌握茎木类生药的功效,并能够迅速正确描述。

合作探究及认知

观察常用茎木生药,对茎木类生药材的主要性状特点进行总结和归纳。

鉴别项目	茎木类生药主要性状特点

做中学(知识链接)

1. 苏木

(1)认真观察苏木,写下 2～4 点最重要的性状鉴别特征。

鉴别项目	苏木

(2)理论知识学习。

【来源】　苏木为豆科植物苏木 *Caesalpinia sappan* L. 的干燥心材。

【性状鉴别】(见附录五中图 2-1)　苏木表面呈黄红色至棕红色,有时可见红黄相间的纵向条纹;呈圆柱形或半圆柱形,有的则呈不规则稍长条状;质坚硬;横断面年轮明显,有的可见暗棕色带亮星的髓部;气微香,味微甘涩。

【功效主治】

名称	苏木	
药性	咸、辛,平;归心、肝经	
功效主治	活血祛瘀	跌打损伤,骨折筋伤
	消肿止痛	血滞经闭、痛经、产后瘀滞
特点	妇科瘀滞经产诸证常用药,孕妇慎用	

2. 钩藤

(1)认真观察钩藤,写下 2～4 点最重要的性状鉴别特征。

鉴别项目	钩藤

(2)理论知识学习。

【来源】 钩藤属茜草科植物钩藤 *Uncaria rhynchophylla* (Miq.) Jacks.、大叶钩藤 *U. macrophylla* Wall.、毛钩藤 *U. hirsuta* Havil.、华钩藤 *U. sinensis* (Oliv.) Havil. 或无柄果钩藤 *U. sessilifructus* Roxb. 的干燥带钩茎枝。

【性状鉴别】(见附录五中图 2-2)

(1)钩藤:钩藤呈圆柱形或类方柱形,长为 2～3 cm,直径为 0.2～0.5 cm;表面红棕色,光滑无毛;枝节上对生两个向下弯曲的钩(不育花序梗);无臭,味淡。

(2)大叶钩藤:大叶钩藤的小枝具有突起的黄白色小点,密被褐色长柔毛;钩末端膨大成小球。

(3)毛钩藤:毛钩藤表面有疣状凸起,被褐色粗毛。

(4)华钩藤:华钩藤的小枝呈方柱形,表面呈黄绿色,钩端渐尖,常留萎缩苞痕,常有宿存托叶。

(5)无柄果钩藤:无柄果钩藤的钩枝具有稀疏的褐色柔毛,表面呈棕黄色或棕褐色,叶痕明显。

【功效主治】

名称	钩藤	
药性	甘,微寒;归肝、心包经	
功效主治	息风定惊	肝风内动,惊痫抽搐
	清热平肝	肝阳上亢,头痛眩晕
特点	钩藤碱遇热不稳定,后下	

3. 槲寄生

(1)认真观察槲寄生,写下 2～4 点最重要的性状鉴别特征。

鉴别项目	槲寄生

(2)理论知识学习。

【来源】 槲寄生为桑寄生科植物槲寄生 *Viscumcoloratum*（Komar.）Nakai 的干燥带叶茎枝。

【性状鉴别】(见附录五中图 2-3) 槲寄生的茎枝呈圆柱形,有 2～5 个叉状分枝;表面显黄绿色、金黄色或黄棕色,有纵皱纹;节膨大,节上有分枝或枝痕;体轻,质脆,易折断,断面不平坦,皮部黄色,木部色较浅,射线放射状,髓部常偏向一边;叶对生于枝梢,易脱落,无柄;叶片呈长椭圆状披针形;先端钝圆,基部楔形,全缘;表面黄绿色,有细皱纹,主脉 5 出,中间 3 条明显;革质;气微,味微苦,嚼之有黏性。

【功效主治】

名称	槲寄生	
药性	苦、平;归肝、肾经	
功效主治	祛风湿	风湿痹证
	补肝肾	腰膝软弱,小儿行迟
	强筋骨	
	安胎元	胎漏下血、胎动不安
特点	对痹证日久、腰膝酸软、筋骨无力尤宜	

4. 通草

(1)认真观察,写下 2～4 点最重要的性状鉴别特征。

鉴别项目	通草

(2)理论知识学习。

【来源】 通草为五加科植物通脱木 *Tetrapanax papyrifer*（Hook.）K. Koch 的干燥茎髓。

61

【性状鉴别】（见附录五中图 2-4） 通草呈圆柱形；表面呈白色或淡黄色，有浅纵沟纹；体轻，质松软，稍有弹性，易折断，断面平坦，显银白色光泽，中部有直径为 0.3～1.5 cm 的空心或半透明的薄膜，纵剖面呈梯状排列，实心者少见；气微，味淡。

【功效主治】

名称	通草	
药性	甘、淡，微寒；归肾、肺、胃经	
功效主治	清热利尿	湿热下注，小便淋沥涩痛
		湿温证，小便短赤
	通气下乳	产后乳汁不通或乳少
特点	尤宜于热淋	

5. 大血藤

（1）认真观察大血藤，写下 2～4 点最重要的性状鉴别特征。

鉴别项目	大血藤

（2）理论知识学习。

【来源】 大血藤为木通科植物大血藤 *Sargentodoxa cuneata*（Oliv.）Rehd. et Wils. 的干燥藤茎，习称"红藤"。

【性状鉴别】（见附录五中图 2-5） 大血藤呈圆柱形，略弯曲，直径为 1～3 cm；表面显灰棕色，粗糙，栓皮常呈鳞片状剥落而露暗红棕色，可见膨大的节及枝痕或叶痕；质坚体轻，折断面呈裂片状；断面皮部呈红棕色环状，有 6 处向内嵌入黄白色木部，木部排列不规则的细孔被红棕色射线隔开，呈放射状花纹；气微，味微涩。

【功效主治】

名称	大血藤
药性	辛、苦，微寒；归大肠、肝经
功效主治	清热解毒	热毒疮痈
	活血	肠痈
	祛风止痛	淤阻腹痛；风湿痹痛
特点	治肠痈要药

6. 鸡血藤

（1）认真观察鸡血藤，写下 2～4 点最重要的性状鉴别特征。

鉴别项目	鸡血藤

（2）理论知识学习。

【来源】 鸡血藤为豆科植物密花豆 *Spatholobus suberectus* Dunn 的干燥藤茎。

【性状鉴别】（见附录五中图 2-6） 鸡血藤呈扁圆柱形；表面灰棕色，栓皮脱落处红褐色，有纵沟；坚实，难折断，折断面呈不整齐的裂片状；横切面可见皮部树脂状分泌物呈红褐色或黑棕色，与木部相间排列呈 3～8 个偏心性半圆形的环；髓偏向一侧；气微，味涩。

【功效主治】

名称	鸡血藤	
药性	苦、微甘，温；归肝、肾经	
功效主治	活血补血	血虚萎黄
	调经止痛	月经不调，痛经
	舒筋活络	风湿痹痛及中风手足麻木
特点	活血补血，为治经脉不畅、络脉不和的常用药	

项目三　皮类生药

任务一　皮类生药的识别

任务目标

(1)熟练掌握皮类生药的性状鉴别特点,能够正确描述药材性状特征,做到见药知名。

(2)熟练掌握皮类生药的功效,并能够迅速正确描述。

合作探究及认知

观察常用皮类生药,对皮类生药材的主要性状特点进行总结和归纳。

鉴别项目	皮类生药主要性状特点

做中学(知识链接)

1. 牡丹皮

(1)认真观察牡丹皮,写下 2~4 点最重要的性状鉴别特征。

鉴别项目	牡丹皮

(2)理论知识学习。

【来源】　牡丹皮为毛茛科植物牡丹 *Paeonia suffruticosa* Andr. 的干燥根皮。

【性状鉴别】(见附录五中图 3-1)　牡丹皮呈筒状或半圆筒状,有纵剖开的裂

64

缝;刮去外皮后显粉红色;内表面常见白色发亮小结晶(系牡丹酚结晶);断面平坦,粉性,显灰白至粉红色;有特殊香气,味苦而涩。

【功效主治】

名称	牡丹皮	
药性	辛、苦,微寒;入心、肝、肾经	
功效主治	清热凉血	温病热入血分;血热出血
		温病后期阴虚发热
		久病伤阴无汗骨蒸
	活血化瘀	瘀血证
特点	治无汗骨蒸之要药	

2. 桑白皮

(1)认真观察桑白皮,写下 2～4 点最重要的性状鉴别特征。

鉴别项目	桑白皮

(2)理论知识学习。

【来源】 桑白皮为桑科植物桑 *Morus alba* L. 的干燥根皮。

【性状鉴别】(见附录五中图 3-2) 桑白皮呈扭曲的卷筒状、槽状或板片状,厚为 0.1～0.4 cm;外表面平坦,偶有残留的橙黄色鳞片状栓皮;质韧,纤维性强,难折断;纤维易成片地纵向撕裂,撕裂时有白色粉尘飞扬;气微,味微甘。

【功效主治】

名称	桑白皮	
药性	甘、寒;归肺经	
功效主治	泻肺平喘	肺热喘息
	利水消肿	水肿、小便不利
特点	泄肺火兼泄肺中水气,中止咳喘	

3. 厚朴

(1)认真观察厚朴,写下 2～4 点最重要的性状鉴别特征。

鉴别项目	厚朴

(2)理论知识学习。

【来源】 厚朴为木兰科植物厚朴 Magnoliae *offiinalis* Rehd. et Wils. 或凹叶厚朴 *Magnoliae officinalis* Rehd. et Wils. var. *biloba*. et Wils. 的干燥干皮、枝皮和根皮。

【性状鉴别】(见附录五中图 3-3)

(1)干皮:厚朴干皮呈卷筒状或双卷筒状,习称"筒朴";近根部的干皮一端展开如喇叭口,习称"靴筒朴";外表面有明显的椭圆形皮孔;内表面紫棕色,划之显油痕;断面外部具颗粒性;内部具纤维性,富油性,可见多数发亮的细小结晶(厚朴酚结晶);气香、味辛辣微苦。

(2)枝皮(枝朴):枝皮皮薄,呈单筒状;长为 10~20 cm,厚为 0.1~0.2 cm;质脆,易折断,断面纤维性。

(3)根皮(根朴):根皮呈单筒状,有的弯曲似"鸡肠",习称"鸡肠朴";质脆,易折断,断面纤维性。

【功效主治】

名称	厚朴	
药性	苦、辛,温;归脾、胃、肺、大肠经	
功效主治	燥湿消痰	湿阻中焦气滞证
	下气除满	胃肠积滞胀满
		痰饮咳喘
特点	消除脘腹痞满要药	

4. 肉桂

(1)认真观察肉桂,写下 2~4 点最重要的性状鉴别特征。

鉴别项目	肉桂

(2)理论知识学习。

【来源】 肉桂为樟科植物肉桂 *Cinnamomum cassia* Presl 的干燥树皮。肉桂于每年 4~5 月和 9~10 月间两期采收,第二期产量大,香气浓,质量佳。根据采收加工方法不同,肉桂有如下商品:

(1)企边桂:取 10 年以上的干皮,将两端削斜,突出桂心,夹在木制的凹凸板中,压成浅槽状,即成企边桂。

(2)桂通:剥取 5~6 年的干皮和粗枝皮,自然卷曲成筒状,即成佳通。

(3)板桂:剥取老树近地面的干皮,夹在木制的桂夹内,晒至九成干,经纵横堆迭,加压,约一个月完全干燥后,成为扁平板状,即成板桂。

(4)桂碎:桂碎是加工过程中的碎块,多供香料用。

【性状鉴别】(见附录五中图 3-4) 肉桂呈浅槽状、卷筒状;外表面显灰棕色;内表面显红棕色,刻划可见油痕;断面中部有一条黄棕色的线纹(石细胞环带);气香浓烈,味甜、辣,嚼之渣少。

【功效主治】

名称	肉桂	
药性	辛、甘,热;归肾、脾、心、肝经	
功效主治	补火助阳	阳虚诸证
	散寒止痛	寒凝诸痛
	温通经脉	经寒血滞之痛经、阴疽
	引火归元	虚阳上浮之上热下寒证
特点	补火助阳、散寒止痛;治命门火衰之要药	

5.杜仲

(1)认真观察杜仲,写下 2~4 点最重要的性状鉴别特征。

鉴别项目	杜仲

(2)理论知识学习。

【来源】 杜仲为杜仲科植物杜仲 *Eucommia ulmoides* Oliv. 的干燥树皮。

【性状鉴别】(见附录五中图 3-5) 杜仲呈板片状,或两边稍内卷;表面有斜方形皮(较厚的皮大多已刮去部分栓皮);内表面为红紫色,光滑;断面有细密银白色富弹性的胶丝相连,一般可拉至 1 cm 以上才断丝;气微、味稍苦,嚼之有胶状感。

【功效主治】

名称	杜仲	
药性	甘,温;归肾、肝经	
功效主治	补肝肾	肾虚腰痛及阳痿、尿频
	强筋骨	腰膝酸痛、下肢痿软
	安胎	肾虚胎动不安、妊娠漏血
特点	温补之品,炒后破坏其胶质效果佳	

67

6. 黄柏

(1)认真观察黄柏,写下 2～4 点最重要的性状鉴别特征。

鉴别项目	黄柏

(2)理论知识学习。

【来源】 黄柏为芸香科植物黄皮树 *Phellodendron chinense* Schmeid.（习称"川黄柏"）或黄檗 *Phellodendron amurense* Rupr.（习称"关黄柏"）或除去栓皮的树皮。

【性状鉴别】(见附录五中图 3-6)

(1)黄柏(川黄柏):川黄柏呈板片状或浅槽状,厚为 1～6 mm;外表面黄棕色或黄褐色,有的可见皮孔横生;断面纤维性,呈裂片状分层,深黄色;气微,味极苦,嚼之有黏性。

(2)关黄柏:关黄柏厚为 2～4 mm;外表面呈黄绿色或淡棕黄色,皮孔痕小而少见,偶有栓皮残留,栓皮厚,有弹性;断面鲜黄色或黄绿色,纤维性,呈裂片状分层;气微,味极苦,嚼之有黏性。

【功效主治】

名称	黄柏	
药性	苦,寒;归肾、膀胱、大肠经	
功效主治	清热燥湿	湿热诸证;长于下焦
	泻火除蒸	肝肾实火;阴虚发热
	解毒疗疮	热毒疮肿,口舌生疮
特点	长于清下焦湿热及;泻相火	

项目四 叶类生药

任务一 叶类生药的识别

任务目标

(1)熟练掌握叶类生药的性状鉴别特点,能够正确描述药材性状特征,做到见药知名。

(2)熟练掌握叶类生药的功效,并能够迅速正确描述。

合作探究及认知

(1)观察常用叶类生药,对叶类生药材的主要性状特点进行总结和归纳。

鉴别项目	叶类生药主要性状特点

(2)区分下列各组药材。

①紫苏叶和桑叶;②淫羊藿和桑叶。

做中学(知识链接)

1.淫羊藿

(1)认真观察淫羊藿,写下 2~4 点最重要的性状鉴别特征。

鉴别项目	淫羊藿

(2)理论知识学习。

【来源】 淫羊藿为小檗科植物淫羊藿 *Epimedium brevicornum* Maxim.、箭叶淫羊藿 *Epimedium sagittatum*（Sieb. et Zucc.）Maxim.、柔毛淫羊藿 *Epimedium pubescens* Maxim. 或朝鲜淫羊藿 *Epimedium koreanum Nakai* 的干燥叶。

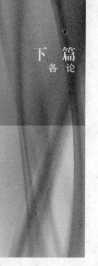

【性状鉴别】（见附录五中图 4-1） 淫羊藿边缘具黄色刺毛状细锯齿；叶片近革质。

【功效主治】

名称	淫羊藿	
药性	甘、辛,温;归肾、肝经	
功效主治	补肾阳	肾阳虚、不孕、尿频
	强筋骨	筋骨痿软
	祛风湿	风寒湿痹
特点	补肾阳性较燥烈	

2.大青叶

（1）认真观察大青叶,写下 2～4 点最重要的性状鉴别特征。

鉴别项目	大青叶

（2）理论知识学习。

【来源】 大青叶为十字花科植物菘蓝 *Isatisindigotica* Fort. 的干燥叶。

【性状鉴别】（见附录五中图 4-2） 大青叶多皱缩卷曲;基部狭窄下延至叶柄呈翼状;呈棕色,质脆。

【功效主治】

名称	大青叶	
药性	苦、寒;归心、肺、胃经	
功效主治	凉血消斑	吐血,衄血
	清热解毒	温热病营血分
		温热病卫气分
		大头瘟;丹毒;腮腺炎
特点	长于凉血	

3.番泻叶

（1）认真观察番泻叶,写下 2～4 点最重要的性状鉴别特征。

鉴别项目	番泻叶

（2）理论知识学习。

【来源】　番泻叶为豆科植物狭叶番泻 *Cassia angustifolia* Vahl 或尖叶番泻 *Cassia acutifolia* Delile 的干燥小叶。

【性状鉴别】（见附录五中图 4-3）　番泻叶呈长卵形或披针形；叶基稍不对称，全缘；上表面显黄绿色，下表面显浅黄绿色。

【功效主治】

名称	番泻叶	
药性	苦，寒；归大肠经	
功效主治	泻热行滞	热结便秘
	利水	水肿胀满
	通便	便秘腹痛
特点	小剂量缓泄，大剂量攻下；宜后下	

4. 枇杷叶

（1）认真观察枇杷叶，写下 2～4 点最重要的性状鉴别特征。

鉴别项目	枇杷叶

（2）理论知识学习。

【来源】　枇杷叶为蔷薇科植物枇杷 *Eriobotrya japonica*（Thunb.）Lindl. 的干燥叶。

【性状鉴别】（见附录五中图 4-4）　枇杷叶的上表面显灰绿色，较光滑；下表面密被黄色绒毛；主脉于下表面显著突起；革质而脆，易折断。

【功效主治】

名称	枇杷叶	
药性	苦，微寒；归肺、胃经	
功效主治	清肺止咳	肺热咳喘
	降逆止呕	胃热气逆之呕吐
特点	清降肺气，清胃热	

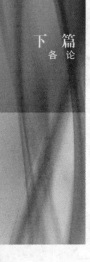

5. 紫苏叶

(1)认真观察紫苏叶,写下 2~4 点最重要的性状鉴别特征,并与桑叶进行比较。

鉴别项目	紫苏叶	桑叶

(2)理论知识学习。

【来源】 紫苏叶为唇形科植物紫苏 *Perilla frutescews* (L.) Britt. 的干燥叶(或带嫩枝)。

【性状鉴别】(见附录五中图 4-5) 紫苏叶两面呈紫色或上表面显绿色,下表面显紫色;疏生灰白色毛,下表面有多数凹点状的腺鳞;枝断面中部有髓。

【功效主治】

名称	紫苏叶	
药性	辛,温;归肺、脾经	
功效主治	解表散寒	风寒感冒
	行气和胃	脾胃气滞证、呕吐
		鱼蟹中毒之腹痛、吐泻
特点	行气止呕良药,不宜久煎	

6. 桑叶

(1)认真观察桑叶,写下 2~4 点最重要的性状鉴别特征,并与淫羊藿进行比较。

鉴别项目	桑叶	淫羊藿

(2)理论知识学习。

【来源】 桑叶为桑科植物桑物桑 *Morns alba* L. 的干燥叶。于初霜后采收。

【性状鉴别】(见附录五中图 4-6) 桑叶多皱缩、破碎;边缘有锯齿或钝锯齿;脉上被疏毛,脉基具簇毛。

【功效主治】

名称	桑叶	
药性	辛、苦、甘,寒;归肺、肝经	
功效主治	疏散风热	风热感冒;温病初期
	清肝明目	肝阳上亢、目赤昏花
	清肺润燥	肺热燥咳
特点	疏散风热力较强	

项目五　花类生药

任务一　花类生药的识别

任务目标

(1)熟练掌握花类生药的性状鉴别特点,能够正确描述药材性状特征,做到见药知名。

(2)熟练掌握花类生药的功效,并能够迅速正确描述。

合作探究及认知

(1)观察常用花类生药,对花类生药材的主要性状特点进行总结和归纳。

鉴别项目	花类生药主要性状特点

(2)区分下列各组药材。

①辛夷和款冬花;②旋复花和菊花。

做中学(知识链接)

1. 辛夷

(1)认真观察辛夷,写下 2~4 点最重要的性状鉴别特征。

鉴别项目	辛夷

(2)理论知识学习。

74 　【来源】　辛夷为木兰科植物望春花 *Magnolia biondii* Pamp.、玉兰 *Magnolia*

denudata Desr. 或武当玉兰 *Magnolia sprengeri* Pamp. 的干燥花蕾。冬末春初花未开放时采收。

【性状鉴别】(见附录五中图 5-1) 辛夷形似毛笔头;外表面密被灰白色或灰绿色茸毛;气芳香,味辛凉而稍苦。

【功效主治】

名称	辛夷	
药性	辛,温;归肺、胃经	
功效主治	散风寒	风寒头痛
	通鼻窍	鼻渊
特点	治鼻渊头痛、鼻塞流涕之要药;入汤剂应包煎	

2.丁香

(1)认真观察丁香,写下 2～4 点最重要的性状鉴别特征。

鉴别项目	丁香

(2)理论知识学习。

【来源】 丁香为桃金娘科植物丁香 *Ewgewia caryophyllata* Thunb. 的干燥花蕾。

【性状鉴别】(见附录五中图 5-2) 丁香呈研棒状;表面呈红棕色或棕褐色;气芳香浓烈,味辛辣、有麻舌感。

【功效主治】

名称	丁香	
药性	辛,温;归脾、胃、肺、肾经	
功效主治	温中降逆	胃寒呕吐呃逆嗳气
	补肾助阳	肾阳虚之阳痿、宫冷不孕
特点	治胃寒呕吐呃逆之要药	

3.金银花

(1)认真观察金银花,写下 2～4 点最重要的性状鉴别特征。

鉴别项目	金银花

（2）理论知识学习。

【来源】 金银花为忍冬科植物忍冬 *Lonicera japonica* Thunb. 的干燥花蕾或初开的花。

【性状鉴别】（见附录五中图 5-3） 金银花呈棒状，上粗下细，略弯曲；表面呈黄白色或绿白色（贮久色渐深）；密被短柔毛。

【功效主治】

名称	金银花	
药性	微苦、辛、甘、寒；归肺、心、胃经	
功效主治	清热解毒	温热病各期；痈肿疔疮
		咽喉肿痛；热毒痢疾
	疏散风热	风热感冒；温病初期
		暑热
特点	治一切内痈外痈之要药	

4. 款冬花

（1）认真观察款冬花，写下 2～4 点最重要的性状鉴别特征，并与辛夷进行比较。

鉴别项目	款冬花	辛夷

（2）理论知识学习。

【来源】 款冬花为菊科植物款冬 *Tussilago farfara* L. 的干燥花蕾。

【性状鉴别】（见附录五中图 5-4） 款冬花呈长圆棒状；单生或 2～3 个基部连生；苞片外表面呈紫红色或淡红色，内表面密被白色絮状茸毛；体轻，撕开后可见白色茸毛。

【功效主治】

名称	款冬花	
药性	辛、微苦，温；归肺经	
功效主治	润肺下气	咳喘有痰
	止咳化痰	内伤咳嗽
特点	蜜炙润肺	

5. 红花

(1)认真观察红花,写下 2~4 点最重要的性状鉴别特征。

鉴别项目	红花

(2)理论知识学习。

【来源】 红花为菊科植物红花 *Carthamus tinctorius* L. 的干燥花。在夏季,当花由黄变红时采摘。

【性状鉴别】(见附录五中图 5-5) 红花为不带子房的管状花;表面呈红黄色或红色;花冠筒细长,先端 5 裂。

【功效主治】

名称	红花	
药性	辛,温;归心、肝经	
功效主治	活血通经	月经不调,经闭痛经
	散瘀止痛	胸痹心痛,跌打损伤
		淤血诸痛,斑疹色暗
特点	活血则多用,养血则少用;妇科血瘀病证常用药,孕妇慎用	

6. 旋覆花

(1)认真观察旋覆花,写下 2~4 点最重要的性状鉴别特征。

鉴别项目	旋覆花

(2)理论知识学习。

【来源】 旋覆花为菊科植物旋覆花 *Inula japonica* Thunb. 或欧亚旋覆花 *Inula britannica* L. 的干燥头状花序。

【性状鉴别】(见附录五中图 5-6) 旋覆花呈扁球形或类球形;表面被白色茸毛;子房顶端有多数白色冠毛;舌状花呈黄色,多卷曲,常脱落。

【功效主治】

名称	旋覆花	
药性	苦、辛、咸,微温;归肺、脾、胃、大肠经	
功效主治	降气消痰	痰多咳喘
	行水止呕	胃气上逆之呕吐、嗳气
特点	包煎	

7. 菊花

(1)认真观察菊花,写下 2～4 点最重要的性状鉴别特征,并与旋覆花进行比较。

鉴别项目	菊花	旋覆花

(2)理论知识学习。

【来源】　菊花为菊科植物菊 *Chrysanthemum morifolium* Ramat. 的干燥头状花序。菊花药材按产地和加工方法不同,分为"亳菊""滁菊""贡菊""杭菊"和"怀菊"等。

【性状鉴别】(见附录五中图 5-7)　菊花呈碟形或扁球形;舌状花数层,为白色;管状花位于中央,为黄色。

【功效主治】

名称	菊花	
药性	辛、苦、甘,微寒;归肺、肝经	
功效主治	疏散风热	风热感冒;温病初期
	平肝明目	目赤涩痛、视物昏花
		肝阳上亢证
	清热解毒	热毒疮肿;咽喉肿痛
特点	平肝明目力较强	

项目六 果实与种子类生药

任务一 果实类生药的识别

任务目标

(1)熟练掌握果实类生药的性状鉴别特点,能够正确描述药材性状特征,做到见药知名。

(2)熟练掌握果实类生药的功效,并能够迅速正确描述。

合作探究及认知

(1)观察常用果实类生药,对果实类生药材的主要性状特点进行总结和归纳。

鉴别项目	果实类生药主要性状特点

(2)区分下列各组药材。

①山茱萸和吴茱萸;②五味子和山茱萸;③栀子和金樱子。

做中学(知识链接)

1.五味子

(1)认真观察五味子,写下 2~4 点最重要的性状鉴别特征。

鉴别项目	五味子

(2)理论知识学习。

【来源】 五味子为木兰科植物五味子 *Schisandra chinensis*(Turcz.)Baill.

79

的干燥成熟果实,习称"北五味子"。

【性状鉴别】(见附录五中图 6-1) 五味子呈球形或扁球形;表面红色或暗红色,皱缩,显油润;种子 1～2 粒,肾形,棕黄色,有光泽。

【功效主治】

名称	五味子	
药性	酸、甘,温;归肺、肾、心经	
功效主治	收敛固涩	久虚咳喘,滑脱诸证
	益气生津	津伤口渴;消渴
	补肾宁心	失眠、多梦、心悸
特点	为久虚咳喘之要药	

2. 木瓜

(1)认真观察木瓜,写下 2～4 点最重要的性状鉴别特征。

鉴别项目	木瓜

(2)理论知识学习。

【来源】 木瓜为蔷薇科植物贴梗海棠 *Chaenomeles speciosa*(Sweet)Nakai 的干燥近成熟果实。在夏、秋二季,当果实绿黄时采收,后置沸水中烫至外皮灰白色,对半纵剖,晒干。

【性状鉴别】(见附录五中图 6-2) 木瓜外表面呈红棕色,有不规则的深皱纹;剖面边缘向内卷曲;味酸。

【功效主治】

名称	木瓜	
药性	辛、酸,温;归肝、脾、胃经	
功效主治	舒筋活络	痹症
		筋脉拘挛;脚气肿痛
	除湿和胃	湿浊中阻之吐泻转筋
特点	为湿痹、筋脉拘挛要药	

3. 山楂

(1)认真观察山楂,写下 2~4 点最重要的性状鉴别特征。

鉴别项目	山楂

(2)理论知识学习。

【来源】 山楂为蔷薇科植物山里红 *Crataegus pinnatifida* Bge. var. *major*. N. E. Br. 或山楂 *Crataegus pinnatifida* Bge. 的干燥成熟果实。

【性状鉴别】(见附录五中图 6-3) 山楂为圆形片;外皮呈红色,具皱纹,有灰白色小斑点;味酸,味甜。

【功效主治】

名称	山楂	
药性	酸、甘,微温;归脾、胃、肝经	
功效主治	消食健胃	饮食积滞证
	行气化瘀	瘀阻腹痛及痛经
	化浊降脂	治高血脂证
特点	善消油腻肉食积滞	

4. 枳壳

(1)认真观察枳壳,写下 2~4 点最重要的性状鉴别特征。

鉴别项目	枳壳

(2)理论知识学习。

【来源】 枳壳为芸香科植物酸橙 *Citrus aurantium* L. 及其栽培变种的干燥未成熟果实。在 7 月,当果皮尚绿时采收,自中部横切为两半。

【性状鉴别】(见附录五中图 6-4) 枳壳呈半球形;其外果皮呈棕褐色至褐色,有颗粒状突起;切面中果皮呈黄白色。

【功效主治】

名称	枳壳	
药性	辛、苦、酸,微寒;归脾、胃经	
功效主治	理气宽中	脾胃气滞,脘腹胀满
	行滞消胀	气滞胸闷
特点		

5. 吴茱萸

(1)认真观察吴茱萸,写下 2～4 点最重要的性状鉴别特征,并与山茱萸进行比较。

鉴别项目	吴茱萸	山茱萸

(2)理论知识学习。

【来源】 吴茱萸为芸香科植物吴茱萸 *Evodia rutaecarpa*（Juss.）Benth.、石虎 *Evodia rutaecarpa*（Juss.）Benth. var. *officina-lis*（Dode）Huang 或疏毛吴茱萸 *Evodia rutaecarpa*（Juss.）Benth. var. *bodinieri*（Dode）Huang 的干燥近成熟果实。

【性状鉴别】(见附录五中图 6-5) 吴茱萸呈球形或略呈五角状扁球形;顶端有五角星状的裂隙;气芳香浓郁,味辛辣而苦。

【功效主治】

名称	吴茱萸	
药性	辛、苦,热,有小毒;归肝、脾、胃经	
功效主治	散寒止痛	寒凝诸痛
	降逆止呕	呕吐吞酸
	助阳止泻	脾肾阳虚五更泄泻
		寒湿脚气
特点	为治肝寒气滞诸痛之要药;本品辛热燥烈,不宜多服久服	

6. 小茴香

(1)认真观察小茴香,写下 2～4 点最重要的性状鉴别特征。

鉴别项目	小茴香

(2)理论知识学习。

【来源】 小茴香为伞形科植物茴香 *Foeniculum vulgare* Mill. 的干燥成熟果实。

【性状鉴别】(见附录五中图 6-6) 小茴香是双悬果,呈圆柱形;表面呈淡黄色,顶端残留有黄棕色突起的柱基;分果呈长椭圆形,背面有 5 条纵棱;有特异香气。

【功效主治】

名称	小茴香	
药性	辛,温;归肝、肾、脾、胃经	
功效主治	散寒止痛	疝气证;痛经
	理气和胃	胃寒气滞证
特点	既温里,又行气	

7. 山茱萸

(1)认真观察山茱萸,写下 2～4 点最重要的性状鉴别特征,并与五味子进行比较。

鉴别项目	山茱萸	五味子

(2)理论知识学习。

【来源】 山茱萸为山茱萸科植物山茱萸 *Cornus officinalis* Sieb. et Zucc. 的干燥成熟果肉。在秋末冬初,当果皮变红时采收果实,用文火烘或置沸水中略烫后,及时除去果核,干燥。

【性状鉴别】(见附录五中图 6-7) 山茱萸呈不规则的片状或囊状;表面呈紫红色至紫黑色,皱缩,有光泽;味酸。

【功效主治】

名称	山茱萸	
药性	酸,微温;归肝、肾经	
功效主治	补益肝肾	肝肾亏虚证(补肾气、肾精)
	收涩固脱	遗精滑精,遗尿尿频
		阴虚盗汗,内热消渴
		崩漏、月经过多
特点	为平补阴阳,固精止遗之要药	

8. 连翘

(1)认真观察连翘,写下 2~4 点最重要的性状鉴别特征。

鉴别项目	连翘

(2)理论知识学习。

【来源】 连翘为木犀科植物连翘 *Forsythia suspensa*(Thnub.)Vahl 的干燥果实。在秋季,当果实初熟尚带绿色时采收,除去杂质,蒸熟,晒干,习称"青翘";在果实熟透时采收,晒干,除去杂质,习称"老翘"。

【性状鉴别】(见附录五中图 6-8) 连翘呈长卵形至卵形;表面有不规则的纵皱纹和多数突起的小斑点,两面各有 1 条明显的纵沟;质脆,种子棕色,多已脱落。

【功效主治】

名称	连翘	
药性	苦,微寒;归肺、心、小肠经	
功效主治	清热解毒	温热病各期;痈肿疔疮
	疏散风热	咽喉肿痛;热毒痢疾
		风热感冒;温病初期
	消肿散结	瘰疬结核
特点	疮家圣药	

9. 枸杞子

(1)认真观察枸杞子,写下 2~4 点最重要的性状鉴别特征。

性状鉴别	枸杞子

(2)理论知识学习。

【来源】 枸杞子为茄科植物宁夏枸杞 *Lycium barbarum* L. 的干燥成熟果实。

【性状鉴别】(见附录五中图 6-9) 枸杞子呈类纺锤形或椭圆形;表面红色或暗红色;基部有白色的果梗痕。

【功效主治】

名称	枸杞子	
药性	甘,平;归肝、肾经	
功效主治	滋补肝肾	肝肾阴虚及早衰
	益精明目	血虚证,精血不能上荣之
		视力减退,视物昏花
特点	类似熟地黄、何首乌;为平补肾精肝血之品	

10. 栀子

(1)认真观察栀子,写下 2~4 点最重要的性状鉴别特征。

鉴别项目	栀子

(2)理论知识学习。

【来源】 栀子为茜草科植物栀子 *Gardenia jasminoides* Ellis 的干燥成熟果实。

【性状鉴别】(见附录五中图 6-10) 栀子呈长卵圆形或椭圆形;表面呈红黄色或棕红色,具 6 条翅状纵棱,棱间常有 1 条明显的纵脉纹;种子多数,扁卵圆形,集结成团,深红色或红黄色。

【功效主治】

名称	栀子	
药性	苦,寒;归心、肺、胃、三焦经	
功效主治	泻火除烦	温病气分证;心火亢盛证
	清热利湿	湿热黄疸;湿热淋证
	凉血解毒	血热出血症
	外用消肿止痛	热毒疮肿;跌打肿痛
特点	治热病心烦、躁扰不安之要药	

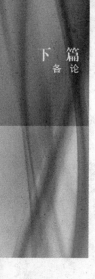

11. 砂仁

(1)认真观察砂仁,写下 2～4 点最重要的性状鉴别特征。

鉴别项目	砂仁

(2)理论知识学习。

【来源】 砂仁为姜科植物阳春砂 *Amomum villosum* Lour. 、绿壳砂 *Amomum villosum* Lour. var. *xanthioodes* T. L. Wu et Senjen 或海南砂 *Amomum longiligulare* T. L. Wu 的干燥成熟果实。

【性状鉴别】(见附录五中图 6-11) 砂仁呈椭圆形或卵圆形;表面为棕褐色,密生刺状突起;种子集结成团,具三钝棱,中有白色隔膜;气芳香而浓烈,味辛凉。

【功效主治】

名称	砂仁	
药性	辛,温;归脾、胃、肾经	
功效主治	化湿开胃	湿阻中焦气滞证
	温脾止泻	脾胃虚寒泻下
	理气安胎	妊娠气滞胎动不安
特点	化湿、行气、温中;为醒脾调胃要药;化湿、行气之力偏中下焦;宜后下	

12. 豆蔻

(1)认真观察豆蔻,写下 2～4 点最重要的性状鉴别特征。

鉴别项目	豆蔻

(2)理论知识学习。

【来源】 豆蔻为姜科植物白豆蔻 *Amomum kravanh* Pierre ex Gagnep. 或爪哇白豆蔻 *Amomum compactum* Soland ex Maton 的干燥成熟果实。

【性状鉴别】(见附录五中图 6-12) 豆蔻呈类球形;表面显黄白色至淡黄棕色,有 3 条较深的纵向槽纹;果皮体轻,质脆;气芳香,味辛凉略似樟脑。

【功效主治】

名称	白豆蔻（豆蔻）	
药性	辛,温;归脾、胃、肺经	
功效主治	化湿行气	湿阻中焦气滞证
	温中止呕	胃寒呕吐
	开胃消食	不思饮食、食积不消
特点	化湿、行气、温中、止呕;化湿、行气之力偏中上焦	

13. 乌梅

(1)认真观察乌梅,写下 2~4 点最重要的性状鉴别特征。

鉴别项目	乌梅

(2)理论知识学习。

【来源】 乌梅是蔷薇科植物梅 *Prunus mume*（Sieb.）Sieb. et Zucc. 的干燥近成熟果实。在夏季果实近成熟时采收,低温烘干后闷至其颜色变黑即成。

【性状鉴别】（见附录五中图 6-13） 乌梅呈类球形或扁球形;表面乌黑色或棕黑色,皱缩不平;味极酸。

【功效主治】

名称	乌梅	
药性	酸、涩、平;归肝、脾、肺、大肠经	
功效主治	涩肠	久泻久痢
	敛肺	肺虚久咳
	安蛔	蛔厥腹痛
	生津	津伤口渴;消渴
特点	治蛔厥腹痛的要药	

14. 金樱子

(1)认真观察金樱子,写下 2~4 点最重要的性状鉴别特征,并与栀子进行比较。

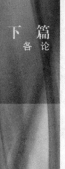
鉴别项目	金樱子	栀子

（2）理论知识学习。

【来源】 金樱子为蔷薇科植物金樱子 *Rosa laevigata* Michx. 的干燥成熟果实。

【性状鉴别】（见附录五中图 6-14） 金樱子呈倒卵形；表面显红黄色或红棕色；质硬；内有多数坚硬的小瘦果，内壁有淡黄色绒毛。

【功效主治】

名称	金樱子	
药性	酸、涩，平；归肾、膀胱、大肠经	
功效主治	固精缩尿	遗精滑精，遗尿尿频
	涩肠止泻	久泻久痢
	固崩止带	崩漏带下
特点		

15. 陈皮

（1）认真观察陈皮，写下 2～4 点最重要的性状鉴别特征。

鉴别项目	陈皮

（2）理论知识学习。

【来源】 陈皮为芸香科植物橘 *Citrus reticulata* Blanco 及其栽培变种的干燥成熟果皮。

【性状鉴别】（见附录五中图 6-15） 陈皮呈不规则的片状；外表面显橙红色，有细皱纹和凹下的点状油室，内表面呈浅黄白色；气香，味辛、苦。

【功效主治】

名称	陈皮	
药性	辛、苦，温；归脾、胃、肺经	
功效主治	理气健脾	脾胃气滞证
	燥湿化痰	湿阻中焦证
		湿痰、寒痰咳嗽
特点	里寒湿阻中之气最宜，治痰之要药	

16. 夏枯草

（1）认真观察夏枯草，写下 2～4 点最重要的性状鉴别特征。

鉴别项目	夏枯草

（2）理论知识学习。

【来源】　夏枯草为唇形科植物夏枯草 *Prunella vulgaris* L. 的干燥果穗。

【性状鉴别】（见附录五中图 6-16）　夏枯草呈圆柱形；全穗由数轮至 10 数轮宿萼与苞片组成，每轮有对生苞片 2 片，外表面有白毛；体轻。

【功效主治】

名称	夏枯草	
药性	苦、辛、寒；归肝、胆经	
功效主治	清肝泻火	肝火上炎证
	明目	目赤肿痛；视物昏花
	散结消肿	瘰疬、瘿瘤；热毒疮疡
特点	现代研究有降血压作用	

17. 化橘红

（1）认真观察化橘红，写下 2～4 点最重要的性状鉴别特征。

鉴别项目	化橘红

（2）理论知识学习。

【来源】　化橘红为芸香科植物化州柚 *Citrus grandis* ′Tomentosay′ 或柚 *Citrus grandis* （L.）Osbeck 的未成熟或近成熟的干燥外层果皮。在夏季果实未成熟时采收，置沸水中略烫后，将果皮割成 5 或 7 瓣，除去果瓤和部分中果皮，压制成形，干燥。

【性状鉴别】（见附录五中图 6-17）　化橘红的外表面呈黄绿色，密布绒毛，有皱纹及小油室；内表面呈黄白色或淡黄棕色，有脉络纹；质脆，易折断；气芳香，味苦、微辛。

【功效主治】

名称	化橘红	
药性	辛、苦,温;归脾、胃、肺经	
功效主治	理气宽中	湿阻中焦
	燥湿化痰	湿痰、寒痰咳嗽
		风寒咳嗽
特点		

18. 女贞子

(1)认真观察女贞子,写下2~4点最重要的性状鉴别特征。

鉴别项目	女贞子

(2)理论知识学习。

【来源】 女贞子为木犀科植物女贞 *Ligustrum lucidum* Ait 的干燥成熟果实。

【性状鉴别】(见附录五中图 6-18) 女贞子呈卵形、椭圆形或肾形;表面显黑紫色或灰黑色,皱缩不平;中果皮较松软,易剥离,内果皮木质,黄棕色;种子通常为1粒,肾形,紫黑色,油性。

【功效主治】

名称	女贞子	
药性	甘、苦,凉;归肝、肾经	
功效主治	滋补肝肾	肝肾阴虚之
	明目乌发	阴虚发热
		视物昏花、须发早白等
特点	补肝肾之阴,性偏寒凉	

19. 牛蒡子

(1)认真观察牛蒡子,写下2~4点最重要的性状鉴别特征。

鉴别项目	牛蒡子

（2）理论知识学习。

【来源】 牛蒡子为菊科植物牛蒡 *Arctium lappa* L. 的干燥成熟果实。

【性状鉴别】（见附录五中图 6-19） 牛蒡子呈长倒卵形；表面呈灰褐色，带紫黑色斑点；有数条纵棱，通常中间 1～2 条较明显。

【功效主治】

名称	牛蒡子	
药性	辛,苦,寒;归肺、胃经	
功效主治	疏散风热	风热感冒,温病初起
	宣肺透疹	咽喉肿痛,麻疹不透
	解毒利咽	痈肿疮毒;痄腮
特点	利咽	

20. 草果

（1）认真观察草果，写下 2～4 点最重要的性状鉴别特征。

鉴别项目	草果

（2）理论知识学习。

【来源】 草果是姜科植物草果 *Amomum tsaoko* Crevost et Lemaire 的干燥成熟果实。

【性状鉴别】（见附录五中图 6-20） 草果种子呈圆锥状多面体；表面显红棕色，外被灰白色膜质的假种皮，种脊为一条纵沟，尖端有凹状的种脐；质硬；有特异香气，味辛。

【功效主治】

名称	草果	
药性	辛、温;归脾、胃经	
功效主治	燥湿温中	寒湿内阻,脘腹胀痛
	除痰截疟	痞满呕吐,疟疾寒热
特点	燥湿、温中	

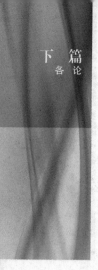

任务二　种子类生药的识别

任务目标

(1)熟练掌握种子类生药的性状鉴别特点,能够正确描述药材性状特征,做到见药知名。

(2)熟练掌握种子类生药的功效,并能够迅速正确描述。

合作探究及认知

观察常用种子类生药,对种子类生药材的主要性状特点进行总结和归纳。

鉴别项目	种子类生药主要性状特点

做中学(知识链接)

1. 苦杏仁

(1)认真观察苦杏仁,写下 2~4 点最重要的性状鉴别特征。

鉴别项目	苦杏仁

(2)理论知识学习。

【来源】　苦杏仁是蔷薇科植物山杏 *Prunus armeniaca* L. var. *ansu* Maxim. 、西伯利亚杏 *Prunu ssibirica* L. 、东北杏 *Prunus mandshurica*（Maxim. ）Koehne 或杏 *Prunus armeniaca* L. 的干燥成熟种子。

【性状鉴别】(见附录五中图 6-21)　苦杏仁呈扁心形;表面黄棕色至深棕色;一端尖,另一端钝圆,肥厚,左右不对称。

【功效主治】

名称	苦杏仁	
药性	苦,微温;小毒;归肺、大肠经	
功效主治	降气止咳平喘	咳嗽气喘新久寒热皆宜
	润肠通便	肠燥便秘
特点	治咳喘之要药	

2.决明子

（1）认真观察决明子,写下 2～4 点最重要的性状鉴别特征。

鉴别项目	决明子

（2）理论知识学习。

【来源】 决明子是豆科植物决明 *Cassia obtusifolia* L. 或小决明 *Cassia tora* L. 的干燥成熟种子。

【性状鉴别】（见附录五中图 6-22） 决明子呈菱方形或短圆柱形,两端平行倾斜;表面显绿棕色或暗棕色,平滑有光泽,一端较平坦,另一端斜尖;质坚硬,不易破碎。

【功效主治】

名称	决明子	
药性	苦、甘,微寒;归肝、大肠经	
功效主治	清热明目	肝火上炎证之羞明多泪
		目赤肿痛;视物昏花
	润肠通便	大便秘结
特点	清肝泻火、明目	

3.槟榔

（1）认真观察槟榔,写下 2～4 点最重要的性状鉴别特征。

鉴别项目	槟榔

（2）理论知识学习。

【来源】 槟榔为棕榈科植物槟榔 *Areca catechu* L. 的干燥成熟种子。

【性状鉴别】（见附录五中图 6-23） 槟榔呈扁球形或圆锥形；表面显淡黄棕色或淡红棕色，具稍凹下的网状沟纹，底部中心有圆形凹陷的珠孔；断面可见棕色种皮与白色胚乳相间的大理石样花纹。

【功效主治】

名称	槟榔	
药性	苦，辛，温；归胃、小肠、大肠经	
功效主治	驱虫	多种肠道寄生虫
	消积	食积气滞；泻痢后重
	行气	脚气肿痛
	利水	水肿
特点	驱虫谱广，治绦虫疗效最佳	

4. 沙苑子

（1）认真观察沙苑子，写下 2～4 点最重要的性状鉴别特征。

鉴别项目	沙苑子

（2）理论知识学习。

【来源】 沙苑子是豆科植物扁茎黄芪 *Astragalus complanatus* R. Br. 的干燥成熟种子。

【性状鉴别】（见附录五中图 6-24） 沙苑子呈肾形而稍扁；质坚硬，不易破碎；嚼之有豆腥味。

【功效主治】

名称	沙苑子	
药性	甘、涩，温；归肾、肝经	
功效主治	补肾助阳	肾虚腰痛
	固精缩尿	遗精早泄，尿频遗尿
	养肝明目	目暗不明，头昏眼花
特点	为温补固涩之品	

5. 牵牛子

(1)认真观察牵牛子,写下 2～4 点最重要的性状鉴别特征。

鉴别项目	牵牛子

(2)理论知识学习。

【来源】 牵牛子为旋花科植物裂叶牵牛 *Pharbitis nil*（L.）Choisy 或圆叶牵牛 *Pharbitis purpurea*（L.）Voigt 的干燥成熟种子。

【性状鉴别】(见附录五中图 6-25) 牵牛子似橘瓣状;表面显灰黑色或淡黄白色,背面有一条浅纵沟;味辛、苦,有麻感。

【功效主治】

名称	牵牛子	
药性	苦,寒,有毒;归肺、胃、肾、大肠、膀胱经	
功效主治	泻水通便	水肿,臌胀
	消痰涤饮	痰饮积聚
	驱虫攻积	胃肠积滞证;驱蛔虫
特点	用量由大到小时分别有逐水、泻下、攻积之作用;孕妇忌用,不宜与巴豆同用	

6. 王不留行

(1)认真观察王不留行,写下 2～4 点最重要的性状鉴别特征。

鉴别项目	王不留行

(2)理论知识学习。

【来源】 王不留行为石竹科植物麦蓝菜 *Vaccaria segetalis*（Neck.）Garcke 的干燥成熟种子。

【性状鉴别】(见附录五中图 6-26) 王不留行呈细小爆米花状;爆裂的白色胚乳上残留黑色种皮;质松脆。

【功效主治】

名称	王不留行	
药性	苦、平;归肝,胃经	
功效主治	活血通经	经闭,痛经,乳痈肿痛
	下乳消肿	乳汁不下
	利尿通淋	热淋,血淋,石淋
特点	孕妇慎用	

7. 胖大海

(1)认真观察胖大海,写下 2～4 点最重要的性状鉴别特征。

鉴别项目	胖大海

(2)理论知识学习。

【来源】 胖大海为梧桐科植物胖大海 *Sterculia lychnophora* Hance 的干燥成熟种子。

【性状鉴别】(见附录五中图 6-27) 胖大海呈纺锤形或椭圆形;表面显棕色,具不规则的干缩皱纹;中层种皮较厚,显黑褐色,质松易碎,遇水膨胀成海绵状;内有 2 片肥厚胚乳。

【功效主治】

名称	胖大海	
药性	甘、寒;归肺、大肠经	
功效主治	清热润肺	肺热声哑,干咳无痰
	利咽开音	咽喉干痛,头痛目赤
	润肠通便	热结便秘
特点	主治咽喉肿痛	

8. 薏苡仁

(1)认真观察薏苡仁,写下 2～4 点最重要的性状鉴别特征。

鉴别项目	薏苡仁

（2）理论知识学习。

【来源】　薏苡仁为禾本科植物薏苡 *Coix lacryma-jobi* L. var. *mayuen*（Roman.）Stapf 的干燥成熟种仁。

【性状鉴别】（见附录五中图 6-28）　薏苡仁呈宽卵形或长椭圆形；表面显乳白色，光滑；背面圆凸，腹面有 1 条较宽而深的纵沟；质坚实，断面显白色，粉性。

【功效主治】

名称	薏苡仁	
药性	甘、淡，微寒；归脾、胃、肺、大肠经	
功效主治	利水渗湿	小便不利、水肿
	健脾止泻	脾虚泄泻
	解毒散结	肺痈、肠痈
	除痹排脓	湿痹筋脉拘挛；脚气肿痛
特点	利水渗湿生用，健脾止泻炒用	

项目七　全草类生药

任务一　方柱形茎全草类生药的识别

任务目标

（1）熟练掌握方柱形茎全草类生药的性状鉴别特点，能够正确描述药材性状特征，做到见药知名。

（2）熟练掌握方柱形茎全草类生药的功效，并能够迅速正确描述。

合作探究及认知

（1）观察常用方柱形茎全草类生药，对方柱形茎全草类生药材的主要性状特点进行总结和归纳。

鉴别项目	方柱形茎全草类生药主要性状特点

（2）区分下列各组药材。

广藿香和薄荷。

做中学（知识链接）

1. 广藿香

（1）认真观察广藿香，写下 2～4 点最重要的性状鉴别特征。

鉴别项目	广藿香

（2）理论知识学习。

【来源】　广藿香为唇形科植物广藿香 *Pogostemon cablin* (Blanco) Benth. 的

干燥地上部分。

【性状鉴别】（见附录五中图 7-1） 广藿香的茎略呈方柱形,多分枝;表面被柔毛,质脆,易折断,断面中部有髓;叶两面均被灰白色绒毛;气香特异,味微苦。

【功效主治】

名称	广藿香	
药性	辛,微温;归脾、胃、肺经	
功效主治	芳香化浊	湿阻中焦证
	发表解暑	暑湿、湿温初起
	和中止呕	呕吐
特点	为芳香化浊要药	

2.荆芥

(1)认真观察荆芥,写下 2～4 点最重要的性状鉴别特征。

鉴别项目	荆芥

(2)理论知识学习。

【来源】 荆芥为唇形科植物荆芥 *Schizone petatenuifolia* Briq. 的干燥地上部分。

【性状鉴别】（见附录五中图 7-2） 荆芥的茎呈方柱形;体轻,质脆,断面显类白色;穗状轮伞花序顶生;气芳香,味微涩而辛凉。

【功效主治】

名称	荆芥	
药性	辛,微温;归肺、肝经	
功效主治	解表散风	风寒、风热表证皆宜
	透疹消疮	麻疹外出不畅;风疹瘙痒
特点	祛风、解表;风寒风热皆宜;不宜久煎	

3.薄荷

(1)认真观察薄荷,写下 2～4 点最重要的性状鉴别特征,并与广藿香进行比较。

鉴别项目	薄荷	广藿香

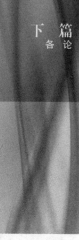

（2）理论知识学习。

【来源】　薄荷是唇形科植物薄荷 *Mentha haplocalyx* Briq. 的干燥地上部分。

【性状鉴别】（见附录五中图 7-3）　薄荷的茎呈方柱形，有对生分枝；表面显紫棕色或淡绿色，棱角处具绒毛；质脆，断面显白色，髓部中空；揉搓后有特殊清凉香气，味辛凉。

【功效主治】

名称	薄荷	
药性	辛，凉；归肺、肝经	
功效主治	疏散风热	风热感冒、风温初起
	利咽透疹	风疹瘙痒；麻疹不透
	清利头目	头痛、目赤、口疮
	疏肝行气	肝气郁滞，胸闷胁胀
特点	利咽；本品芳香辛散，入汤剂宜后下	

4. 穿心莲

（1）认真观察穿心莲，写下 2～4 点最重要的性状鉴别特征。

鉴别项目	穿心莲

（2）理论知识学习。

【来源】　穿心莲是爵床科植物穿心莲 *Androgra phispaniculata*（Burm. f.）Nees 的干燥地上部分。

【性状鉴别】（见附录五中图 7-4）　穿心莲的茎呈方柱形，多分枝，节稍膨大；单叶对生，叶柄短或近无柄；味极苦。

【功效主治】

名称	穿心莲	
药性	苦、寒；归心、肺、大肠经	
功效主治	清热解毒	温病初起，感冒发热
	凉血消肿	痈疮疔肿，毒蛇咬伤
		湿热泻痢，热淋，湿疹
特点	煎剂易致呕吐，不宜多服久服	

5.蒲公英

(1)认真观察蒲公英,写下 2~4 点最重要的性状鉴别特征。

鉴别项目	蒲公英

(2)理论知识学习。

【来源】 蒲公英为菊科植物蒲公英 *Taraxacum mongolicum* Hand.-Mazz.、碱地蒲公英 *Taraxacum sinicum* Kitag. 或同属数种植物的干燥全草。

【性状鉴别】(见附录五中图 7-5) 蒲公英呈皱缩卷曲的团块,根呈圆锥状;根头部有棕褐色或黄白色的绒毛;有的可见多数具白色冠毛的长椭圆形瘦果。

【功效主治】

名称	蒲公英(黄花地丁)	
药性	苦、甘,寒;归肝、胃经	
功效主治	清热解毒	热毒疮痈
	消肿散结	乳痈
	利尿通淋	湿热淋证;湿热黄疸
特点	治乳痈要药	

任务二 圆柱形茎全草类生药的识别

任务目标

(1)熟练掌握圆柱形茎全草类生药的性状鉴别特点,能够正确描述药材性状特征,做到见药知名。

(2)熟练掌握圆柱形茎全草类生药的功效,并能够迅速正确描述。

合作探究及认知

观察常用圆柱形茎全草类生药,对圆柱形茎全草类生药材的主要性状特点进行总结和归纳。

鉴别项目	圆柱形茎全草类生药主要性状特点

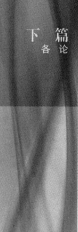

做中学(知识链接)

1. 麻黄

(1)认真观察麻黄,写下 2~4 点最重要的性状鉴别特征。

鉴别项目	麻黄

(2)理论知识学习。

【来源】 麻黄为麻黄科植物草麻黄 *Ephedra sinica* Stapf、中麻黄 *Ephedra intermedia* Schrenk et C. A. Mey. 或木贼麻黄 *Ephedra equisetina* Bge. 的干燥草质茎。

【性状鉴别】(见附录五中图 7-6) 麻黄呈细长圆柱形;表面显淡绿色至黄绿色;节上有膜质鳞叶,基部联合成筒状,红棕色;体轻,质脆,易折断。

【功效主治】

名称	麻黄	
药性	辛、微苦,温;归肺、膀胱经	
功效主治	发汗散寒	风寒表实证
	宣肺平喘	咳喘
	利水消肿	风水浮肿
特点	为发汗解表及肺气壅遏所致咳喘之要药;麻黄生用发汗解表,蜜炙止咳平喘	

2. 青蒿

(1)认真观察青蒿,写下 2~4 点最重要的性状鉴别特征。

鉴别项目	青蒿

(2)理论知识学习。

【来源】 青蒿为菊科植物黄花蒿 *Artemisia annua* L. 的干燥地上部分。

【性状鉴别】(见附录五中图 7-7) 青蒿的茎呈圆柱形,上部多分枝;断面中部有髓;叶片为三回羽状深裂;气香特异,味微苦。

【功效主治】

名称	青蒿	
药性	苦、辛,寒;归肝、胆、肾经	
功效主治	清虚热	阴虚发热;温病后期
	解暑热	暑热外感
	截疟	疟疾
	除骨蒸	劳热骨蒸
特点	治疟疾要药,不宜久煎(后下)	

3.石斛

(1)认真观察石斛,写下 2～4 点最重要的性状鉴别特征。

鉴别项目	石斛

(2)理论知识学习。

【来源】 石斛为兰科植物金钗石斛 *Dendrobium nobile* Lindl. 、鼓槌石斛 *Dctidrobium chrysotoxum* Lindl. 或流苏石斛 *Dendrobium fimbriatum* Hook. 的栽培品及其同属植物近似种的新鲜或干燥茎。

【性状鉴别】(见附录五中图 7-8) 石斛呈扁圆柱形;表面显金黄色,有深纵沟;断面较平坦,白色;味苦。

【功效主治】

名称	石斛	
药性	甘,微寒;归胃、肾经	
功效主治	益胃生津	胃阴虚证、肾阴虚证
	滋阴清热	热病伤津烦渴、阴虚火旺
特点	本品长于滋养胃阴,又能滋肾阴,兼降虚火	

4. 益母草

(1)认真观察益母草,写下 2～4 点最重要的性状鉴别特征。

鉴别项目	益母草

103

（2）理论知识学习。

【来源】 益母草为唇形科植物益母草 *Leonurus japonicus* Houtt. 的新鲜或干燥地上部分。

【性状鉴别】（见附录五中图 7-9） 益母草的茎呈方柱形，四面凹下成纵沟；体轻，质韧，断面中部有髓；轮伞花序腋生，花萼筒状，花冠二唇形。

【功效主治】

名称		益母草
药性		辛，苦，微寒；归肝、心、膀胱经
功效主治	活血调经	血滞经闭、痛经、产后瘀滞
	利水消肿	水肿，小便不利
	清热解毒	疮疡肿毒，皮肤瘾疹
特点		妇科经产病要药；孕妇慎用

5. 淡竹叶

（1）认真观察淡竹叶，写下 2～4 点最重要的性状鉴别特征。

鉴别项目	淡竹叶

（2）理论知识学习。

【来源】 淡竹叶为禾本科植物淡竹叶 *Lophatherum gracile* Brongn. 的干燥茎叶。

【性状鉴别】（见附录五中图 7-10） 淡竹叶的叶片披针形，表面显黄绿色；叶脉平行，具横行小脉，形成长方形的网格状，下表面尤为明显；体轻，质柔韧。

【功效主治】

名称		淡竹叶
药性		苦、甘、淡，寒；归心、胃、小肠经
功效主治	清热泻火	温病气分证
	除烦止渴	心火亢盛证
	利尿通淋	心、胃火下移小肠之热淋
特点		清心火以除烦，泄胃火而止渴

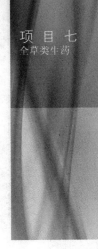

任务三　多叶卷曲全草类生药的识别

任务目标

（1）熟练掌握多叶卷曲全草类生药的性状鉴别特点，能够正确描述药材性状特征，做到见药知名。

（2）熟练掌握多叶卷曲全草类生药的功效，并能够迅速正确描述。

合作探究及认知

（1）观察常用多叶卷曲全草类生药，对多叶卷曲全草类生药材的主要性状特点进行总结和归纳。

鉴别项目	多叶卷曲全草类生药主要性状特点

（2）区分下列各组药材。

①金钱草和车前草；②蒲公英和紫花地丁。

做中学（知识链接）

1. 金钱草

（1）认真观察金钱草，写下 2～4 点最重要的性状鉴别特征。

鉴别项目	金钱草

（2）理论知识学习。

【来源】　金钱草为报春花科植物过路黄 *Lysimachia christinae* Hance 的干燥全草。

【性状鉴别】（见附录五中图 7-11）　金钱草的茎扭曲，表面显棕色或暗棕红色；叶上表面显灰绿色或棕褐色，下表面色较浅，主脉明显突起；用水浸后，对光透视可见黑色条纹。

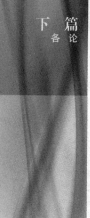

【功效主治】

名称	金钱草	
药性	甘、淡,微寒;归肝、胆、肾、膀胱经	
功效主治	利湿退黄	湿热黄疸,适宜结石性疾病
	利尿通淋	石淋、砂淋、肝胆结石
	解毒消肿	热毒疮痈、毒蛇咬伤
特点	善消积石,石淋要药	

2. 车前草

(1)认真观察车前草,写下 2～4 点最重要的性状鉴别特征,并与金钱草进行比较。

鉴别项目	车前草	金钱草

(2)理论知识学习。

【来源】 车前草为车前科植物车前 *Plantago asiatica* L. 或平车前 *Plantago depressa* Willd. 的干燥全草。

【性状鉴别】(见附录五中图 7-12) 车前草的根丛生,须状,叶基生,具长柄;叶具明显弧形脉 5～7 条;穗状花序。

【功效主治】

名称	车前草	
药性	甘、寒;归肝、肾、肺、小肠经	
功效主治	清热利尿通淋	热淋小便涩痛、尿少
	祛痰	痰热咳嗽
	凉血	吐血、衄血
	解毒	热毒疮痈
特点	清膀胱湿热,利小便而实大便	

3. 紫花地丁

(1)认真观察紫花地丁,写下 2～4 点最重要的性状鉴别特征,并与蒲公英进行比较。

鉴别项目	紫花地丁	蒲公英

（2）理论知识学习。

【来源】 紫花地丁为堇菜科植物紫花地丁 *Viok yedoensis* Makino 的干燥全草。

【性状鉴别】（见附录五中图 7-13） 紫花地丁多皱缩成团，主根呈长圆锥形。边缘具有钝锯齿，两面有毛；叶柄细长，上部具有明显狭翅。

【功效主治】

名称	紫花地丁	
药性	苦、辛，寒；归心、肝经	
功效主治	清热解毒	疔疮肿毒，痈疽发背
	凉血消肿	毒蛇咬伤
特点	善治疔疮	

4. 茵陈

（1）认真观察茵陈，写下 2～4 点最重要的性状鉴别特征。

鉴别项目	茵陈

（2）理论知识学习。

【来源】 茵陈为菊科植物滨蒿 *Artemisia scoparia* Waldst. et Kit. 或茵陈蒿 *Artemisia capillaris* Thunb. 的干燥地上部分。在春季幼苗高为 6～10 cm 时采收，或秋季花蕾长成时采割，除去杂质及老茎，晒干。春季采收的习称"绵茵陈"，秋季采割的习称"茵陈蒿"。

【性状鉴别】（见附录五中图 7-14） 茵陈多卷曲成团状，灰白色或灰绿色；全体密被白色绒毛，绵软如绒。

【功效主治】

名称	茵陈	
药性	苦、辛，微寒；归肝、胆、脾经	
功效主治	清利湿热	湿温，湿疮，湿疹
	利胆退黄	黄疸尿少
特点	治湿热黄疸之要药	

项目八　其他类生药

任务一　菌类生药的识别

任务目标

(1)熟练掌握菌类生药的性状鉴别特点,能够正确描述药材性状特征,做到见药知名。

(2)熟练掌握菌类生药的功效,并能够迅速正确描述。

合作探究及认知

(1)观察常用菌类生药,对菌类生药材的主要性状特点进行总结和归纳。

鉴别项目	菌类生药主要性状特点

(2)区分下列各组药材。

茯苓和猪苓。

做中学(知识链接)

1.茯苓

(1)认真观察茯苓,写下 2～4 点最重要的性状鉴别特征。

鉴别项目	茯苓

(2)理论知识学习。

【来源】　茯苓为多孔菌科真菌茯苓 *Poria cocos* (Schw.) Wolf. 的干燥菌核。多于 7～9 月采挖,挖出后除去泥沙,堆置"发汗"后,摊开晾至表面干燥,再"发汗",反复数次至现皱纹、内部水分大部散失后,阴干,称为"茯苓个";或将鲜茯苓按不同部位切制,阴干,分别称为"茯苓块"和"茯苓片"。

【性状鉴别】(见附录五中图 8-1)　茯苓呈立方块状或方块状厚片;显白色、淡红色或淡棕色;气微,味淡,嚼之粘牙。

【功效主治】

名称	茯苓	
药性	甘、淡,平;归脾、肾、心经	
功效主治	利水渗湿	水肿、小便不利、痰饮
	健脾	脾虚泄泻
	宁心	心脾两虚之失眠、心悸
特点	凡水湿、停饮,无论寒热兼否脾虚皆宜;为利水消肿要药	

2. 猪苓

(1)认真观察猪苓,写下 2~4 点最重要的性状鉴别特征,并与茯苓进行比较。

鉴别项目	猪苓	茯苓

(2)理论知识学习。

【来源】　猪苓为多孔菌科真菌猪苓 *Polyporus umbellatus* (Pers.) Fries 的干燥菌核。

【性状鉴别】(见附录五中图 8-2)　猪苓表面显黑色或棕黑色;皱缩或有瘤状突起;体轻,质硬,断面类白色或黄白色,略呈颗粒状。

【功效主治】

名称	猪苓	
药性	甘、淡,平;归脾、肾、心经	
功效主治	利水渗湿	水肿、小便不利、痰饮
特点		

3. 灵芝

(1)认真观察灵芝,写下 2~4 点最重要的性状鉴别特征。

鉴别项目	灵芝

（2）理论知识学习。

【来源】 灵芝为多孔菌科植物真菌赤芝 *Ganoderma lucidum*（Leyss. ex Fr.）Karst. 或紫芝 *Ganoderma sinense* Zhao，Xu et Zhang 的干燥子实体。

【性状鉴别】（见附录五中图 8-3） 灵芝外形呈伞状；皮壳坚硬，显黄褐色至红褐色，有光泽；菌肉显淡棕色；孢子细小，显黄褐色。

【功效主治】

名称	灵芝	
药性	甘、平；归心、肺、肝、肾经	
功效主治	补气安神	眩晕不眠，心悸气短
	止咳平喘	虚劳咳喘
特点	现今降三高、抗衰老、抗肿瘤多用	

任务二　加工品类生药的识别

任务目标

（1）熟练掌握加工品类生药的性状鉴别特点，能够正确描述药材性状特征，做到见药知名。

（2）熟练掌握加工品类生药的功效，并能够迅速正确描述。

合作探究及认知

观察常用加工品类生药，对加工品类生药材的主要性状特点进行总结和归纳。

鉴别项目	加工品类生药主要性状特点

做中学（知识链接）

1. 青黛

（1）认真观察青黛，写下 2～4 点最重要的性状鉴别特征。

鉴别项目	青黛

（2）理论知识学习。

【来源】 青黛为爵床科植物马蓝 *Baphicacanthus cusia*（Nees）Bremek.、蓼科植物蓼蓝 *Polygonum tinctorium* A it. 或十字花科植物菘蓝 *Isatis indigotica* Fort. 的叶或茎叶经加工制得的干燥粉末、团块或颗粒。

【性状鉴别】（见附录五中图 8-4） 青黛是深蓝色的粉末；体轻，易飞扬；微有草腥气，味淡。

【功效主治】

名称	青黛	
药性	苦、咸、寒；归心、肺、胃、肝经	
功效主治	清热解毒	温热病营血分
	凉血消斑	血热出血证
	泻火定惊	肝热生风、小儿惊痫
		肺热咳嗽
特点	长于清肝火	

项目九　动物类生药

任务一　角甲贝壳类动物生药的识别

(1)熟练掌握角甲贝壳类动物生药的性状鉴别特点,能够正确描述药材性状特征,做到见药知名。

(2)熟练掌握角甲贝壳类动物生药的功效,并能够迅速正确描述。

观察常用角甲贝壳类动物生药,对角甲贝壳类动物生药材的主要性状特点进行总结和归纳。

鉴别项目	角甲贝壳类动物生药主要性状特点

1.石决明

(1)认真观察石决明,写下 2~4 点最重要的性状鉴别特征。

鉴别项目	石决明

（2）理论知识学习。

【来源】 石决明为鲍科动物杂色鲍 *Haliotis diversicolor* Reeve、皱纹盘鲍 *Haliotis discus hamallno*、羊鲍 *Haliotis ovina gme-lin*、澳洲鲍 *Haliotis ruber*（Leach）、耳鲍 *Haliotis asinina* Lin-naeus 或白鲍 *Haliotis laevigata*（Donovan）的贝壳。

【性状鉴别】（见附录五中图 9-1） 石决明内面光滑，具有珍珠样彩色光泽；壳较厚，质坚硬，不易破碎；末端有开孔。

【功效主治】

名称	石决明	
药性	咸，寒；归肝经	
功效主治	平肝潜阳	肝阳上亢证
	清肝明目	目赤翳障、视物昏花
特点	为凉肝、镇肝之要药；入汤剂应先煎	

2. 鹿茸

（1）认真观察鹿茸，写下 2～4 点最重要的性状鉴别特征。

鉴别项目	鹿茸

（2）理论知识学习。

【来源】 鹿茸为鹿科动物梅花鹿 *Cervus nippon* Temminck（习称"花鹿茸"）或马鹿 *Cervus elaphus* Linnaeus（习称"马鹿茸"）的雄鹿未骨化密生鸶毛的幼角。

【性状鉴别】（见附录五中图 9-2） 鹿茸外皮呈红棕色或棕色，多光润，表面密生红黄色或棕黄色细绒毛；锯口呈黄白色，外围无骨质，中部密布细孔；气微腥，味微咸。

【功效主治】

名称	鹿茸	
药性	甘、咸，温；归肾、肝经	
功效主治	壮肾阳	肾阳不足之阳痿滑精
	益精血	精血虚亏，畏寒肢冷
	强筋骨	腰膝酸软、小儿五迟
	调冲任	崩漏、带下过多
	托疮毒	阴疽内陷，疮疡久溃不敛
特点	宜从小剂量开始；不适合汤剂，宜研末冲服或浸酒	

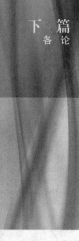

3. 羚羊角

(1)认真观察羚羊角,写下 2～4 点最重要的性状鉴别特征。

鉴别项目	羚羊角

(2)理论知识学习。

【来源】 羚羊角为牛科动物赛加羚羊 *Saiga tatarica* Linnaeus 的角。

【性状鉴别】(见附录五中图 9-3) 羚羊角呈薄皮状,白色;呈角质样;气微,味淡。

【功效主治】

名称	羚羊角	
药性	咸,寒;归肝、心经	
功效主治	平肝息风	肝风内动证,宜热极生风
	清肝明目	肝阳上亢证,肝火炽盛
	散血解毒	目赤肿痛
		温毒发斑;痈肿疮毒
特点	治肝风内动、惊痫抽搐之要药;研末吞服,0.3～0.6 g	

4. 海螵蛸

(1)认真观察海螵蛸,写下 2～4 点最重要的性状鉴别特征。

鉴别项目	海螵蛸

(2)理论知识学习。

【来源】 海螵蛸为乌贼科动物无针乌贼 *Sepiella maindroni de* Rochebrune 或金乌贼 *Sepia esculenta* Hoyle 的干燥内壳。

【性状鉴别】(见附录五中图 9-4) 海螵蛸呈扁长椭圆形,中间厚,边缘薄;白色;体轻,质松,易折断,断面粉质,显疏松层纹。

【功效主治】

名称	海螵蛸	
药性	咸、涩，微温；归肝、肾经	
功效主治	涩精止带	遗精；带下
	收敛止血	崩漏、吐血、创伤出血
	治酸止痛	胃痛吐酸
	收湿敛疮	湿疹、湿疮、溃疡不敛
特点	固涩力强，研末长期服可致便秘	

任务二　皮肉脏器类动物生药的识别

任务目标

(1)熟练掌握皮肉脏器类动物生药的性状鉴别特点，能够正确描述药材性状特征，做到见药知名。

(2)熟练掌握皮肉脏器类动物生药的功效，并能够迅速正确描述。

合作探究及认知

观察常用皮肉脏器类动物生药，对皮肉脏器类动物生药材的主要性状特点进行总结和归纳。

鉴别项目	皮肉脏器类动物生药主要性状特点

做中学(知识链接)

1. 蛤蚧

(1)认真观察蛤蚧，写下 2~4 点最重要的性状鉴别特征。

鉴别项目	蛤蚧

(2)理论知识学习。

【来源】 蛤蚧为壁虎科动物蛤阶 *Gekko gecko* Linnaeus 的干燥体。全年均可捕捉,除去内脏,拭净,用竹片撑开,使全体扁平顺直,低温干燥。

【性状鉴别】(见附录五中图 9-5) 蛤蚧呈扁片状;背部呈灰黑色或银灰色,有黄白色或灰绿色斑点;两眼凹陷,无眼睑;尾细,有 6~7 个银灰色环带;四足均有 5 趾。

【功效主治】

名称	蛤蚧	
药性	甘、咸,平;归肾、肺经	
功效主治	助阳益精	肾阳不足、肾精亏虚
	纳气定喘	阳萎、早泄精薄
	补肺益肾	肺肾两虚之虚喘劳嗽
特点	治劳嗽虚喘的要药	

任务三 全体类动物生药的识别

任务目标

(1)熟练掌握全体类动物生药的性状鉴别特点,能够正确描述药材性状特征,做到见药知名。

(2)熟练掌握全体类动物生药的功效,并能够迅速正确描述。

合作探究及认知

观察常用全体类动物生药,对全体类动物生药材的主要性状特点进行总结和归纳。

鉴别项目	全体类动物生药主要性状特点

做中学(知识链接)

1.全蝎

(1)认真观察全蝎,写下 2~4 点最重要的性状鉴别特征。

鉴别项目	全蝎

(2)理论知识学习。

【来源】 全蝎为钳蝎科动物东亚钳蝎 *Buthus martensii* Karsch 的干燥体。在春末至秋初捕捉,除去泥沙,置沸水或沸盐水中,煮至全身僵硬,捞出,置通风处,阴干。

【性状鉴别】(见附录五中图 9-6) 全蝎头胸部与前腹部呈扁平长椭圆形,后腹部呈尾状,皱缩弯曲;它前面有 1 对短小的螯肢和 1 对较长大的钳状脚须,形似蟹螯;末节有锐钩状毒刺。

【功效主治】

名称	全蝎	
药性	辛,平;有毒;归肝经	
功效主治	息风镇痉	肝风内动证;破伤风
	通络止痛	中风面瘫,半身不遂
	攻毒散结	疮疡肿毒,瘰疬结核
特点	治痉挛抽搐要药;蜈蚣功效同全蝎;研磨吞服每次 0.6～1 g,孕妇慎用	

2. 土鳖虫

(1)认真观察土鳖虫,写下 2～4 点最重要的性状鉴别特征。

鉴别项目	土鳖虫

(2)理论知识学习。

【来源】 土鳖虫是鳖蠊科昆虫地鳖 *Eupolyphaga sinensis* Walker 或冀地鳖 *Steleophaga plancyi* (Boleny)的雌虫干燥体。在春末至秋初捕捉,除去泥沙,置沸水或沸盐水中,煮至全身僵硬,捞出,置通风处,阴干。

【性状鉴别】(见附录五中图 9-7) 土鳖虫呈扁平卵形;背部显紫褐色,腹面红棕色;腹背板有 9 节,呈覆瓦状排列;质松脆,易碎;气腥臭。

【功效主治】

名称	土鳖虫	
药性	咸,寒;小毒;归肝经	
功效主治	破血逐瘀	血瘀经闭;癥瘕积聚
	续筋接骨	跌打损伤、筋伤骨折
特点	孕妇禁用	

3. 海马

(1)认真观察海马,写下 2~4 点最重要的性状鉴别特征。

鉴别项目	海马

(2)理论知识学习。

【来源】 海马为海龙科动物线纹海马 *Hippocampus kelloggi* Jordan et Snyder、刺海马 *Hippocampus histrix* Kaup、大海马 *Hippocampus kuda* Bleeker、三斑海马 *Hippocampus tri-maculatus* Leach 或小海马(海蛆)*Hippocampus japonicus* Kaup 的干燥体。

【性状鉴别】(见附录五中图 9-8) 海马头略似马头,有冠状突起,具管状长吻;躯干部呈七棱形,尾部呈四棱形,体上有瓦楞形的节纹并具短棘;体轻,骨质,坚硬;气微腥,味微咸。

【功效主治】

名称	海马	
药性	甘、温;归肝、肾经	
功效主治	温肾壮阳	阳痿,遗尿,肾虚作喘
	散结消肿	癥瘕积聚,跌扑损伤;痈肿疔疮
特点	海洋药,咸软坚	

4. 蜈蚣

(1)认真观察蜈蚣,写下 2~4 点最重要的性状鉴别特征。

鉴别项目	蜈蚣

(2)理论知识学习。

【来源】　蜈蚣为蜈蚣科动物少棘巨蜈蚣 *Scolopendra subspinipes mutilans* L. Koch 的干燥体。在春、夏二季捕捉,用竹片插入头尾,绷直,干燥。

【性状鉴别】(见附录五中图 9-9)　蜈蚣呈扁平长条形;全体共 22 个环节,头部呈暗红色或红褐色;质脆,断面有裂隙;有特殊刺鼻的臭气,味辛、微咸。

【功效主治】

名称	蜈蚣	
药性	辛,平;有毒;归肝经	
功效主治	息风镇痉	肝风内动证;破伤风
	通络止痛	中风面瘫,半身不遂
	攻毒散结	疮疡肿毒,瘰疬结核
特点	研磨吞服每次 0.6~1 g,孕妇慎用	

任务四　生理病理产物类动物生药的认识

任务目标

(1)熟练掌握生理病理产物类动物生药的性状鉴别特点,能够正确描述药材性状特征,做到见药知名。

(2)熟练掌握生理病理产物类动物生药的功效,并能够迅速正确描述。

合作探究及认知

(1)观察常用生理病理产物类动物生药,对生理病理产物类动物生药材的主要性状特点进行总结和归纳。

鉴别项目	生理病理产物类动物生药主要性状特点

(2)区分下列各组药材。

海螵蛸和桑螵蛸。

做中学(知识链接)

1.珍珠

(1)认真观察珍珠,写下 2~4 点最重要的性状鉴别特征。

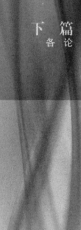

鉴别项目	珍珠

(2)理论知识学习。

【来源】 珍珠是珍珠贝科动物马氏珍珠贝 *Pteria martensii*(Dunker)、蚌科动物三角帆蚌 *Hyriopsis cumingii*(Lea)或褶纹冠蚌 *Cristaria plicata*(Leach)等双壳类动物受刺激形成的珍珠。

【性状鉴别】(见附录五中图 9-10) 珍珠呈类球形、长圆形、卵圆形或棒形;表面类白色;具特有的彩色光泽;质坚硬,破碎面显层纹。

【功效主治】

名称	珍珠	
药性	甘、咸,寒;归心、肝经	
功效主治	安神定惊	心神不宁,心悸失眠
	明目消翳	目赤肿痛,翳障胬肉
	解毒生肌	口疮,溃疡不敛
	润肤祛斑	皮肤色斑
特点	不入煎剂,多入丸散	

2.桑螵蛸

(1)认真观察桑螵蛸,写下 2~4 点最重要的性状鉴别特征,并与海螵蛸进行比较。

鉴别项目	桑螵蛸	海螵蛸

(2)理论知识学习。

【来源】 桑螵蛸为螳螂科昆虫大刀螂 *Tenodera sinensis* Saussure(习称"团螵蛸")、小刀螂 *Statilia maculata*(Thunherg)(习称"长螵蛸")或巨斧螳螂 *Hierodula patellifera*(Serville)(习称"黑螵蛸")的干燥卵鞘。

【性状鉴别】(见附录五中图 9-11) 桑螵蛸略呈圆柱形或半圆形,由多层膜状薄片叠成;表面显浅黄褐色;体轻,质松而韧;横断面可见外层为海绵状,内层为许多放射状排列的小室。

【功效主治】

名称	桑螵蛸	
药性	甘、涩、平;归肝、肾经	
功效主治	固精缩尿	遗精滑精,遗尿尿频
	补肾助阳	肾阳虚之阳痿不育
特点	善治肾虚不固之遗精滑精,遗尿尿频,白浊	

项目十 矿物类生药

任务一 矿物类生药的识别

任务目标

(1)熟练掌握矿物类生药的性状鉴别特点,能够正确描述药材性状特征,做到见药知名。

(2)熟练掌握矿物类生药的功效,并能够迅速正确描述。

合作探究及认知

观察常用矿物类生药,对矿物类生药材的主要性状特点进行总结和归纳。

鉴别项目	矿物类生药主要性状特点

做中学(知识链接)

1. 石膏

(1)认真观察石膏,写下 2~4 点最重要的性状鉴别特征。

鉴别项目	石膏

(2)理论知识学习。

【来源】 石膏是硫酸盐类矿物硬石膏族石膏,主含含水硫酸钙($CaSO_4 \cdot 2H_2O$)。

【性状鉴别】(见附录五中图 10-1) 石膏为纤维状的集合体,呈长块状、板块状或不规则块状;白色、灰白色或淡黄色,有的半透明;体重,质软,纵断面具绢丝

122

样光泽;气微,味淡。

【功效主治】

名称	石膏(生)	
药性	甘、辛,大寒;归脾、胃经	
功效主治	清热泻火	温热病气分实热证
	除烦止渴	肺热喘息,发热口渴
		胃火上攻之头痛、牙痛
特点	为清泄肺胃气分实热之要药;入汤剂先煎	

名称	石膏(煅)	
药性	苦、甘、辛,大寒;归肺、胃经	
功效主治	收湿生肌	溃疡不敛;湿疹
	敛疮止血	水火烫伤;外伤出血
特点	宜外用	

2. 赭石

(1)认真观察赭石,写下 2～4 点最重要的性状鉴别特征。

鉴别项目	赭石

(2)理论知识学习。

【来源】 赭石为氧化物类矿物刚玉族赤铁矿,主含三氧化二铁（Fe_2O_3）。

【性状鉴别】(见附录五中图 10-2) 赭石显暗棕红色;体重,质硬,砸碎后断面显层叠状;有的赭石有金属光泽。

【功效主治】

名称	赭石	
药性	苦,寒;归肝、心经	
功效主治	平肝潜阳	肝阳上亢证
	重镇降逆	嗳气,呃逆,呕吐;喘息
	凉血止血	血热气逆之吐血、衄血
特点	含微量氧化砷,煅后,醋淬,先煎;为重镇降逆要药	

附　录

附录一　《生药学实训与技能》教学大纲

一、课程性质和任务

　　《生药学》是药剂专业的一门专业基础课程,其研究对象是生药,核心内容是生药鉴定,本门课程旨在介绍生药鉴定的基本理论和方法,对学生的生药学相关技能进行训练。通过本课程的学习,使学生熟练掌握生药的基本理论,基本知识和基本技能,初步具备生药鉴定的基本素质,能应用生药学知识对常见生药进行鉴定,并为学生的继续发展奠定良好基础。

二、课程教学目标

1. 知识目标

1)掌握生药鉴定的依据和方法;

2)掌握生药来源和性状鉴定的必备技能;

3)掌握 150 味生药的性状特征及功效主治;

4)熟悉 150 味生药的来源、性味和主治;

5)熟悉与中药鉴别相关的法律法规;

6)了解生药的采收、加工与贮存的一般方法及原则。

2. 能力目标

1)能够熟练使用、严格执行《中国药典》等药品标准;

2)能运用性状鉴定技术快速识别 150 味生药材,做到见药知名;

3)具备查阅相关参考书籍,获得和扩展新知识的能力。

3. 素养目标

1)具有基本的职业道德知识和法律法规基础知识,遵纪守法,爱岗敬业;

2)培养评判性思维能力和独立思考问题、分析问题、解决问题的能力;

3)培养严谨的科学态度和实事求是的工作作风;

4)培养良好的学习能力、工作能力、社会能力和较强的沟通能力。

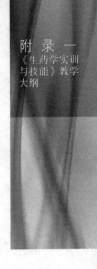

三、课程内容与要求

项目	工作任务	知识要求	能力要求	教学活动设计	参考学时
上篇　总论					
项目一职业体验	任务一职业体验	·了解药品销售员或药房调剂员的工作职能与工作程序； ·了解本门课程的知识概况	·培养职业规划理念； ·具备执业规划的能力	·实地参观 ·合作探究 ·情感体验	4
项目二生药鉴定的方法技能	任务一实训的方法与组织形式	·熟悉实训的场所和中药材要求； ·熟悉实训的组织形式,学生的分组方法； ·熟悉本门课程的考核评价方式和实训室规则	·培养合作探究的精神； ·能够根据考核标准对同组同学进行评价	·课堂讲授 ·多媒体演示 ·合作探究	1
	任务二生药性状鉴定的方法技能	·掌握生药性状鉴定的依据和方法； ·熟悉与中药鉴别相关的法律法规	·能够利用生药性状鉴定的方法进行生药性状描述； ·能够熟练使用或查阅最新版的《中国药典》	·技能实践 ·合作探究 ·理论讲授 ·多媒体演示	2
下篇　各论					
项目一根与根茎类生药	任务一直根类生药的识别	·掌握直根类生药的性状鉴别特点,能够正确描述药材性状特征,做到见药知名； ·掌握直根类生药的功效,并能够迅速正确描述	·能够进行直根类生药的鉴别； ·能够说出直根类生药的功效	·技能实践 ·合作探究 ·理论讲授 ·多媒体演示	12
	任务二须根类生药的识别	·掌握须根类生药的性状鉴别特点,能够正确描述药材性状特征,做到见药知名； ·掌握须根类生药的功效,并能够迅速正确描述	·能够进行须根类生药的鉴别； ·能够说出须根类生药的功效	·技能实践 ·合作探究 ·理论讲授 ·多媒体演示	2
	任务三块状根类生药的识别	·掌握块状根类生药的性状鉴别特点,能够正确描述药材性状特征,做到见药知名； ·掌握块状根类生药的功效,并能够迅速正确描述	·能够进行块状根类生药的鉴别； ·能够说出块状根类生药的功效	·技能实践 ·合作探究 ·理论讲授 ·多媒体演示	4
	任务四条状根茎类生药的识别	·掌握条状根茎类生药的性状鉴别特点,能够正确描述药材性状特征,做到见药知名； ·掌握条状根茎类生药的功效,并能够迅速正确描述	·能够进行条状根茎类生药的鉴别； ·能够说出条状根茎类生药的功效	·技能实践 ·合作探究 ·理论讲授 ·多媒体演示	2

项目	工作任务	知识要求	能力要求	教学活动设计	参考学时
项目一 根与根茎 类生药	任务五 块状根茎 类生药 的识别	• 掌握块状根茎类生药的性状 鉴别特点,能够正确描述药材 性状特征,做到见药知名; • 掌握块状根茎类生药的功效,并能够迅速正确描述	• 能够进行块状根茎 类生药的鉴别; • 能够说出块状根茎 类生药的功效	• 技能实践 • 合作探究 • 理论讲授 • 多媒体演示	4
	任务六 鳞茎类生 药的识别	• 掌握鳞茎类生药的性状鉴 别特点,能够正确描述药材 性状特征,做到见药知名; • 掌握鳞茎类生药的功效,并 能够迅速正确描述	• 能够进行鳞茎类生 药的鉴别; • 能够说出鳞茎类生 药的功效	• 技能实践 • 合作探究 • 理论讲授 • 多媒体演示	1
项目二 茎木类 生药	任务一 茎木类生 药的识别	• 掌握茎木类生药的性状鉴 别特点,能够正确描述药材 性状特征,做到见药知名; • 掌握茎木类生药的功效,并 能够迅速正确描述	• 能够进行茎木类生 药的鉴别; • 能够说出茎木类生 药的功效	• 技能实践 • 合作探究 • 理论讲授 • 多媒体演示	4
项目三 皮类生药	任务一 皮类生药 的识别	• 掌握皮类生药的性状鉴别 特点,能够正确描述药材性 状特征,做到见药知名; • 掌握皮类生药的功效,并能 够迅速正确描述	• 能够进行皮类生药 的鉴别; • 能够说出皮类生药 的功效	• 技能实践 • 合作探究 • 理论讲授 • 多媒体演示	4
项目四 叶类生药	任务一 叶类生药 的识别	• 掌握叶类生药的性状鉴别 特点,能够正确描述药材性 状特征,做到见药知名; • 掌握叶类生药的功效,并能 够迅速正确描述	• 能够进行叶类生药 的鉴别; • 能够说出叶类生药 的功效	• 技能实践 • 合作探究 • 理论讲授 • 多媒体演示	4
项目五 花类生药	任务一 花类生药 的识别	• 掌握花类生药的性状鉴别 特点,能够正确描述药材性 状特征,做到见药知名; • 掌握花类生药的功效,并能 够迅速正确描述	• 能够进行花类生药 的鉴别; • 能够说出花类生药 的功效	• 技能实践 • 合作探究 • 理论讲授 • 多媒体演示	4
项目六 果实与 种子类 生药	任务一 果实类生 药的识别	• 掌握果实类生药的性状鉴 别特点,能够正确描述药材 性状特征,做到见药知名; • 掌握果实类生药的功效,并 能够迅速正确描述	• 能够进行果实类生 药的鉴别; • 能够说出果实类生 药的功效	• 技能实践 • 合作探究 • 理论讲授 • 多媒体演示	6
	任务二 种子类生 药的识别	• 掌握种子类生药的性状鉴 别特点,能够正确描述药材 性状特征,做到见药知名; • 掌握种子类生药的功效,并 能够迅速正确描述	• 能够进行种子类生 药的鉴别; • 能够说出种子类生 药的功效	• 技能实践 • 合作探究 • 理论讲授 • 多媒体演示	4

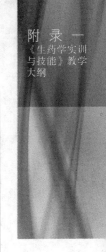

续表

项目	工作任务	知识要求	能力要求	教学活动设计	参考学时
项目七 全草类 生药	任务一 方柱形茎 全草类生药 的识别	• 掌握方柱形茎全草类生药的性状鉴别特点,能够正确描述药材性状特征,做到见药知名; • 掌握方柱形茎全草类生药的功效,并能够迅速正确描述	• 能够进行方柱形茎全草类生药的鉴别; • 能够说出方柱形茎全草类生药的功效	• 技能实践 • 合作探究 • 理论讲授 • 多媒体演示	2
	任务二 圆柱形茎 全草类生药 的识别	• 掌握圆柱形茎全草类生药的性状鉴别特点,能够正确描述药材性状特征,做到见药知名; • 掌握圆柱形茎全草类生药的功效,并能够迅速正确描述	• 能够进行圆柱形茎全草类生药的鉴别; • 能够说出圆柱形茎全草类生药的功效	• 技能实践 • 合作探究 • 理论讲授 • 多媒体演示	2
	任务三 多叶卷曲 全草类生药 的识别	• 掌握多叶卷曲全草类生药的性状鉴别特点,能够正确描述药材性状特征,做到见药知名; • 掌握多叶卷曲全草类生药的功效,并能够迅速正确描述	• 能够进行多叶卷曲全草类生药的鉴别; • 能够说出多叶卷曲全草类生药的功效	• 技能实践 • 合作探究 • 理论讲授 • 多媒体演示	2
项目八 其他类 生药	任务一 菌类生药 的识别	• 掌握菌类生药的性状鉴别特点,能够正确描述药材性状特征,做到见药知名; • 掌握菌类生药的功效,并能够迅速正确描述	• 能够进行菌类生药的鉴别; • 能够说出菌类生药的功效	• 技能实践 • 合作探究 • 理论讲授 • 多媒体演示	1.5
	任务二 加工品类 生药的 识别	• 掌握加工品类生药的性状鉴别特点,能够正确描述药材性状特征,做到见药知名; • 掌握加工品类生药的功效,并能够迅速正确描述	• 能够进行加工品类生药的鉴别; • 能够说出加工品类生药的功效	• 技能实践 • 合作探究 • 理论讲授 • 多媒体演示	0.5
项目九 动物类 生药	任务一 角甲贝壳 类动物生 药的识别	• 掌握角甲贝壳类动物生药的性状鉴别特点,能够正确描述药材性状特征,做到见药知名; • 掌握角甲贝壳类动物生药的功效,并能够迅速正确描述	• 能够进行角甲贝壳类动物生药的鉴别; • 能够说出角甲贝壳类动物生药的功效	• 技能实践 • 合作探究 • 理论讲授 • 多媒体演示	2

项目	工作任务	知识要求	能力要求	教学活动设计	参考学时
项目九 动物类生药	任务二 皮肉脏器类动物生药的识别	• 掌握皮肉脏器类动物生药的性状鉴别特点,能够正确描述药材性状特征,做到见药知名; • 掌握皮肉脏器类动物生药的功效,并能够迅速正确描述	• 能够进行皮肉脏器类动物生药的鉴别; • 能够说出皮肉脏器类动物生药的功效	• 技能实践 • 合作探究 • 理论讲授 • 多媒体演示	0.5
	任务三 全体类动物生药的识别	• 掌握全体类动物生药的性状鉴别特点,能够正确描述药材性状特征,做到见药知名; • 掌握全体类动物生药的功效,并能够迅速正确描述	• 能够进行全体类动物生药的鉴别; • 能够说出全体类动物生药的功效	• 技能实践 • 合作探究 • 理论讲授 • 多媒体演示	2
	任务四 生理病理产物类动物生药的识别	• 掌握生理病理产物类动物生药的性状鉴别特点,能够正确描述药材性状特征,做到见药知名; • 掌握生理病理产物类动物生药的功效,并能够迅速正确描述	• 能够进行生理病理产物类动物生药的鉴别; • 能够说出生理病理产物类动物生药的功效	• 技能实践 • 合作探究 • 理论讲授 • 多媒体演示	0.5
项目十 矿物类生药	任务一 矿物类生药的识别	• 掌握矿物类生药的性状鉴别特点,能够正确描述药材性状特征,做到见药知名; • 掌握矿物类生药的功效,并能够迅速正确描述	• 能够进行矿物类生药的鉴别; • 能够说出矿物类生药的功效	• 技能实践 • 合作探究 • 理论讲授 • 多媒体演示	1

附录二 《生药学实训与技能》考核评分标准

学号:_____ 用时:_____ 得分:_____

编号	饮片名称(3分)	主要功效(2分)	得分
1			
2			
3			
4			
5			
6			
7			
8			
9			
10			
11			
12			
13			
14			
15			
16			
17			
18			
19			
20			

教师签字:_____   _____年___月___日

附:评分标准

项目	评分标准
药名及功效 分类书写	考核时,每位学生识别20种中药材或饮片,每种5分,其中,中药名称3分,主要功效2分,总分100分。名称写对,未写或错写功效,扣2分;中药名称写错,不得分。学生在20味药前有序轮转识别,每味生药识别与写功效的时间约1分钟,已识别的生药不得再返回辨认
	中药名称以2015版药典(或现行版本)的正名正字为准。2015年版《中国药典》(或现行版本)作为单一品种收载的中药炮制品,必须按单列的名称书写;同一中药不同炮制品写出中药名称即可
	书写药名必须清楚,一个字太潦草导致评委无法辨认的,视为错字;整个药名太潦草无法辨认的,则视为答错
	中药的主要功效为2015年版《中国药典》(或现行版本)记载该药的功效,功效较多时,只写出其中两个功效即可,每个功效1分

附录三　参考文献

[1] 国家药典委员会. 中华人民共和国药典(2015 年版)[M]. 北京:中国医药科技出版社,2015.

[2] 张钦德. 中药鉴定技术[M]. 北京:人民卫生出版社,2014.

[3] 张钦德. 中药鉴定技能综合训练[M]. 北京:人民卫生出版社,2014.

[4] 杨雄志. 中药鉴定技术[M]. 北京:高等教育出版社,2011.

[5] 丁冬梅,马立本. 中药鉴定技术(第 2 版)[M]. 北京:中国医药科技出版社,2016.

[6] 姚荣林,刘耀武. 中药鉴定技术(第 3 版)[M]. 北京:中国医药科技出版社,2017.

[7] 沈力. 中药鉴定技术[M]. 北京:中国中医药出版社,2015.

附录四　生药中文名称索引

H

J

K

L

M

N

P

Y

Z

附录五 生药材图片

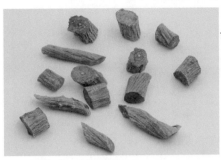

◀图 1-1
牛 膝

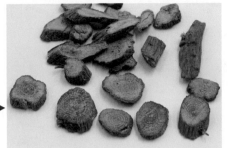

图 1-2▶
川牛膝

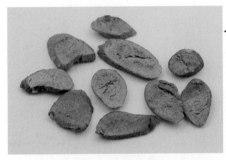

◀图 1-3
白 芍

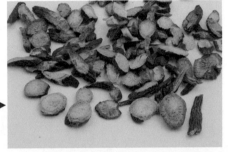

图 1-4▶
赤 芍

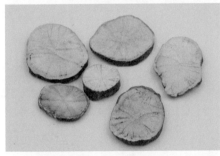

◀图 1-5
防 己

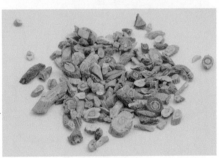

图 1-6▶
板蓝根

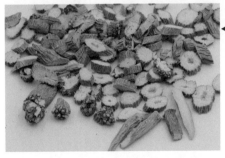

◀图 1-7
银柴胡

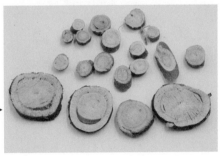

图 1-8▶
甘 草

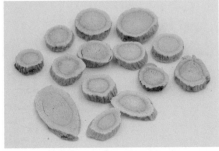

◀图 1-9
黄 芪

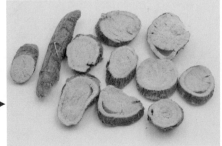

图 1-10▶
苦 参

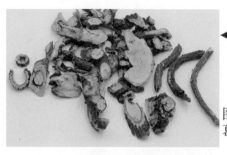

◀图 1-11
山豆根

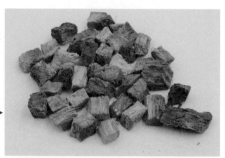

图 1-12▶
葛 根

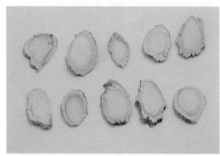

◀图 1-13
人 参

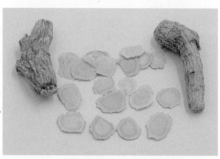

图 1-14▶
西洋参

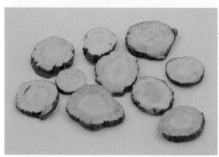

◀图 1-15
白 芷

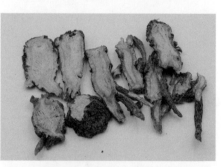

图 1-16▶
当 归

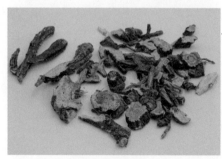

◀图 1-17
前 胡

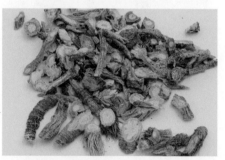

图 1-18▶
防 风

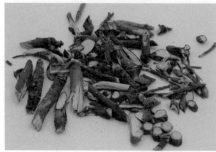

◀图 1-19
柴 胡

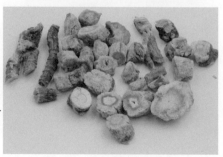

图 1-20▶
北沙参

138

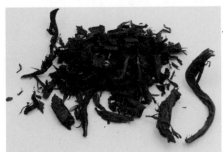
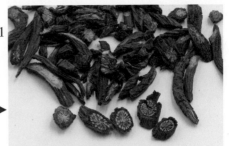

◀图 1-21
紫 草

图 1-22▶
丹 参

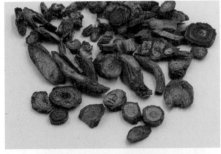
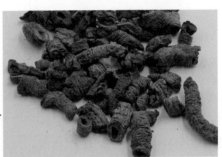

◀图 1-23
黄 芩

图 1-24▶
巴戟天

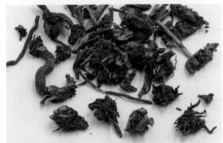
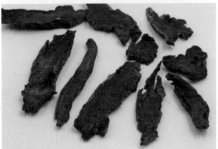

◀图 1-25
茜 草

图 1-26▶
玄 参

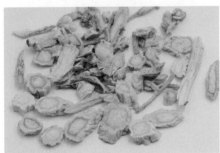
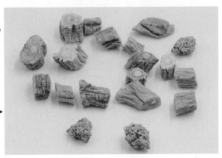

◀图 1-27
桔 梗

图 1-28▶
党 参

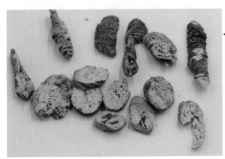
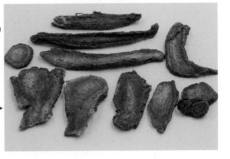

◀图 1-29
南沙参

图 1-30▶
木 香

139

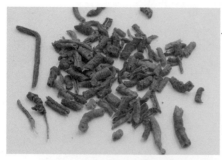

◀ 图 1-31
远 志

图 1-32 ▶
细 辛

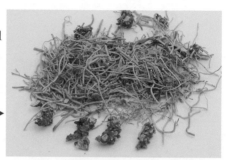

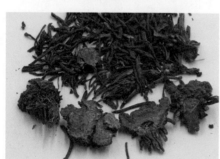

◀ 图 1-33
威灵仙

图 1-34 ▶
龙 胆

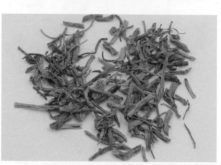

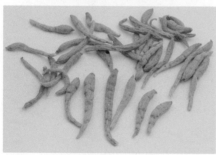

◀ 图 1-35
紫 菀

图 1-36 ▶
何首乌

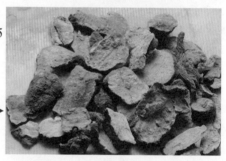

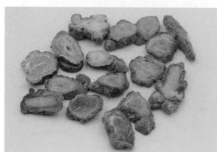

◀ 图 1-37
太子参

图 1-38 ▶
附 子

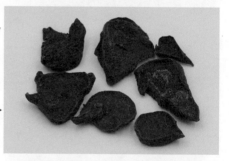

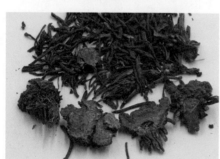

◀ 图 1-39
三 七

图 1-40 ▶
地 黄

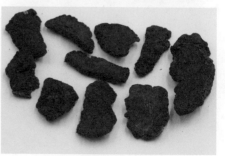

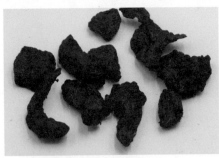

◀图 1-41
熟地黄

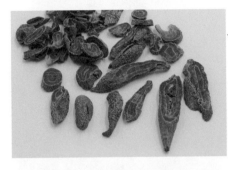

图 1-42▶
百　部

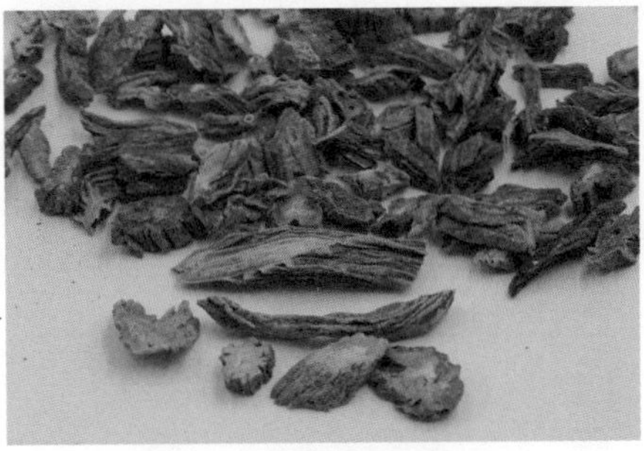

◀图 1-43
郁　金

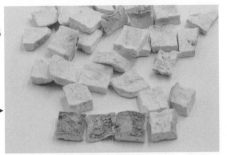

图 1-44▶
天花粉

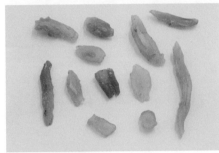

◀图 1-45
天　冬

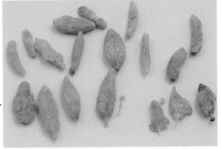

图 1-46▶
麦　冬

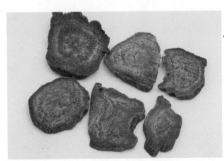

◀图 1-47
大　黄

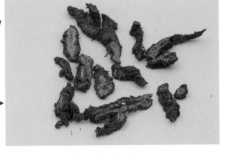

图 1-48▶
黄　连

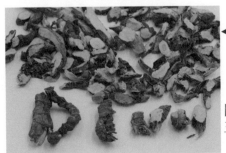

◀图 1-49
石菖蒲

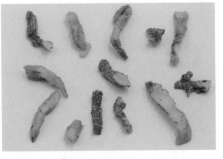

图 1-50▶
玉　竹

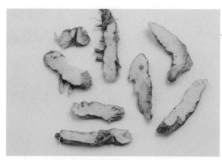

◀图 1-51
知 母

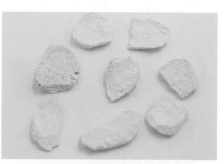

图 1-52▶
山 药

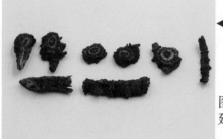

◀图 1-53
羌 活

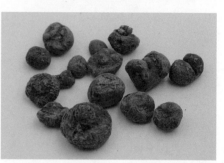

图 1-54▶
延胡索

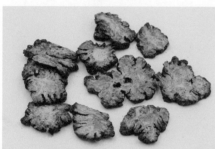

◀图 1-55
川 芎

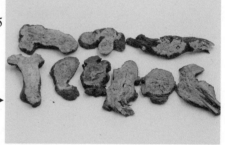

图 1-56▶
白 术

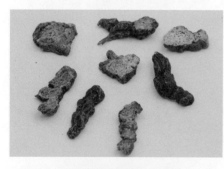

◀图 1-57
苍 术

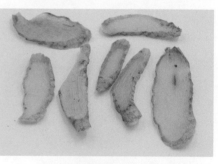

图 1-58▶
天 麻

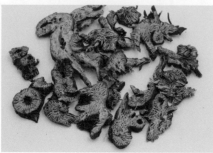

◀图 1-59
升 麻

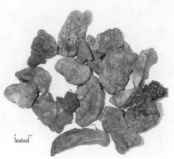

图 1-60▶
黄 精

142

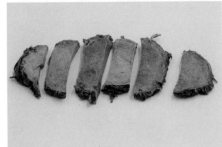

◀图 1-61
莪 术

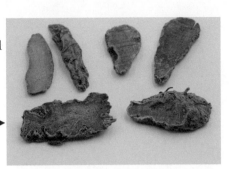

图 1-62▶
姜 黄

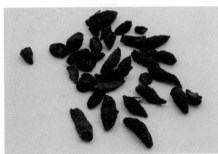

◀图 1-63
香 附

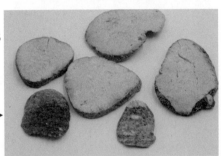

图 1-64▶
泽 泻

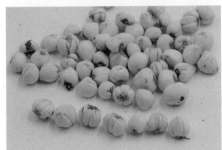

◀图 1-65
川贝母

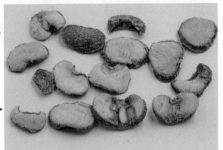

图 1-66▶
浙贝母

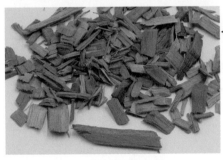

◀图 2-1
苏 木

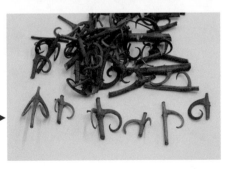

图 2-2▶
钩 藤

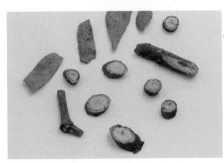

◀图 2-3
槲寄生

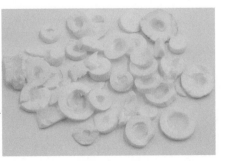

图 2-4▶
通 草

143

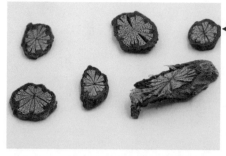

◀图 2-5
大血藤

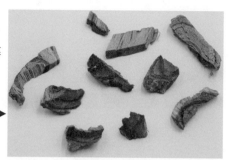

图 2-6▶
鸡血藤

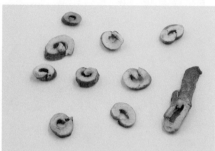

◀图 3-1
牡丹皮

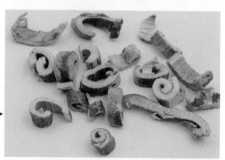

图 3-2▶
桑白皮

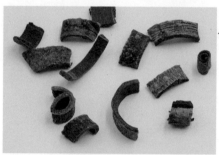

◀图 3-3
厚 朴

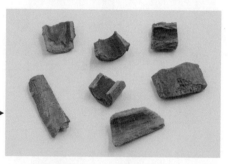

图 3-4▶
肉 桂

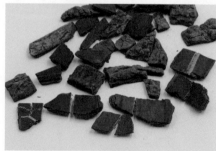

◀图 3-5
杜 仲

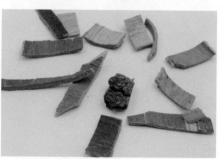

图 3-6▶
黄 柏

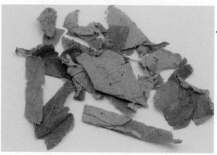

◀图 4-1
淫羊藿

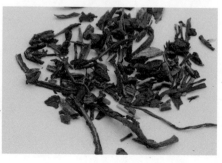

图 4-2▶
大青叶

144

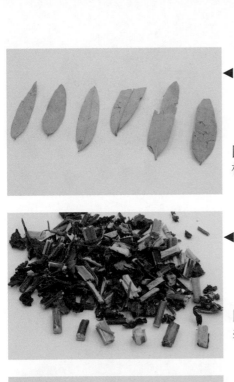

◀图 4-3
番泻叶

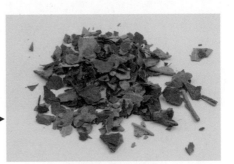

图 4-4 ▶
枇杷叶

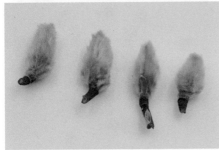

◀图 4-5
紫苏叶

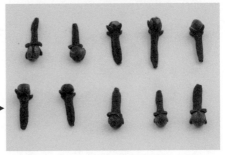

图 4-6 ▶
桑 叶

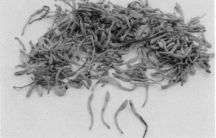

◀图 5-1
辛 夷

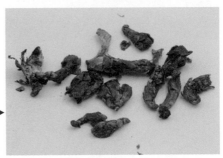

图 5-2 ▶
丁 香

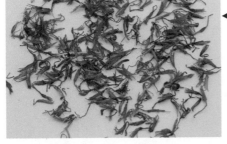

◀图 5-3
金银花

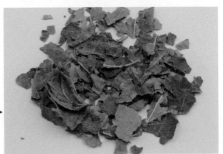

图 5-4 ▶
款冬花

◀图 5-5
红 花

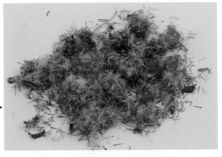

图 5-6 ▶
旋覆花

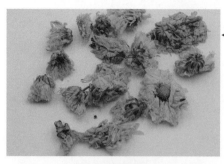

◄图 5-7
菊 花

图 6-1 ►
五味子

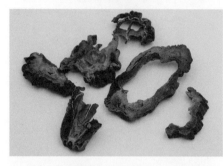

◄图 6-2
木 瓜

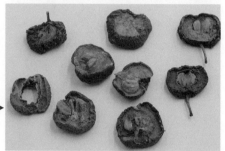

图 6-3 ►
山 楂

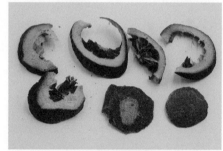

◄图 6-4
枳 壳

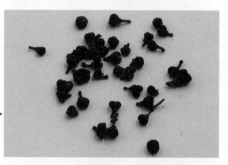

图 6-5 ►
吴茱萸

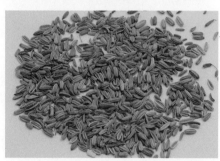

◄图 6-6
小茴香

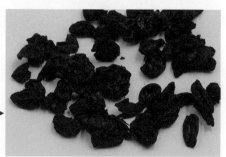

图 6-7 ►
山茱萸

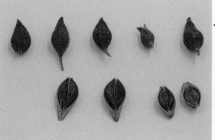

◄图 6-8
连 翘

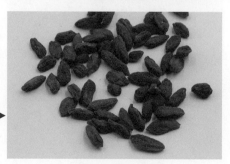

图 6-9 ►
枸杞子

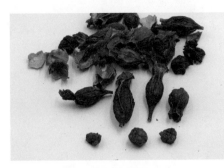

◀图 6-10
栀 子

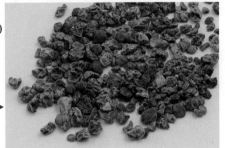

图 6-11▶
砂 仁

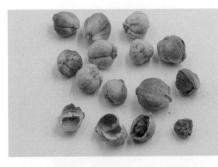

◀图 6-12
豆 蔻

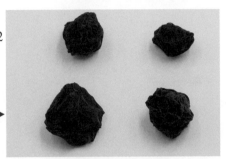

图 6-13▶
乌 梅

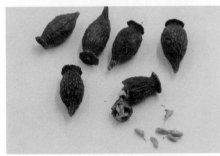

◀图 6-14
金樱子

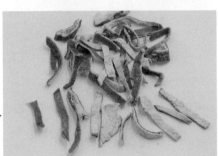

图 6-15▶
陈 皮

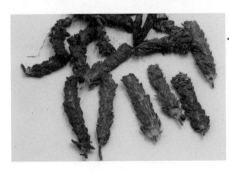

◀图 6-16
夏枯草

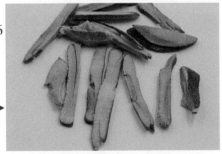

图 6-17▶
化橘红

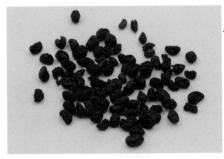

◀图 6-18
女贞子

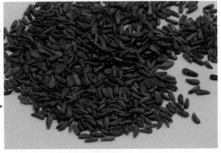

图 6-19▶
牛蒡子

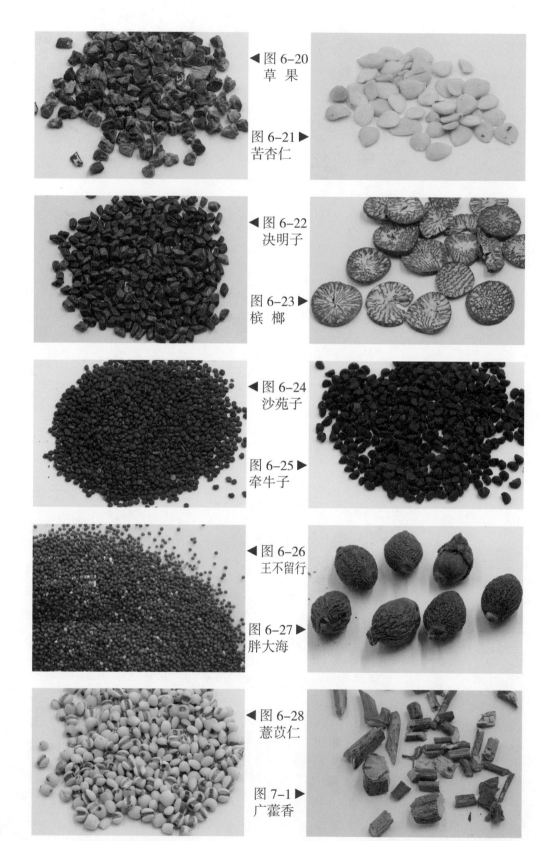

◀图 6-20
草　果

图 6-21▶
苦杏仁

◀图 6-22
决明子

图 6-23▶
槟　榔

◀图 6-24
沙苑子

图 6-25▶
牵牛子

◀图 6-26
王不留行

图 6-27▶
胖大海

◀图 6-28
薏苡仁

图 7-1▶
广藿香

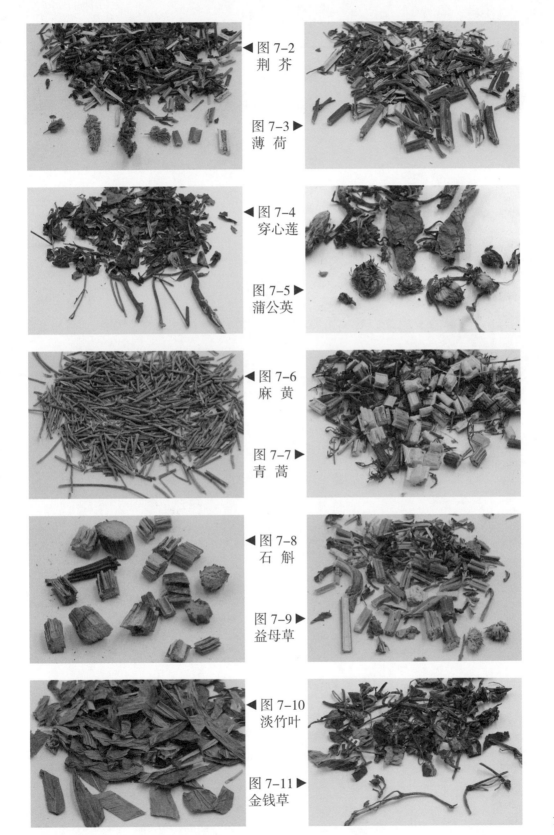

◀图 7-2
荆 芥

图 7-3 ▶
薄 荷

◀图 7-4
穿心莲

图 7-5 ▶
蒲公英

◀图 7-6
麻 黄

图 7-7 ▶
青 蒿

◀图 7-8
石 斛

图 7-9 ▶
益母草

◀图 7-10
淡竹叶

图 7-11 ▶
金钱草

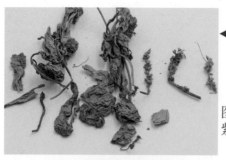

◀图 7-12
车前草

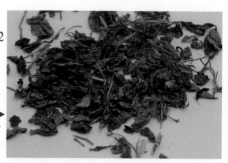

图 7-13▶
紫花地丁

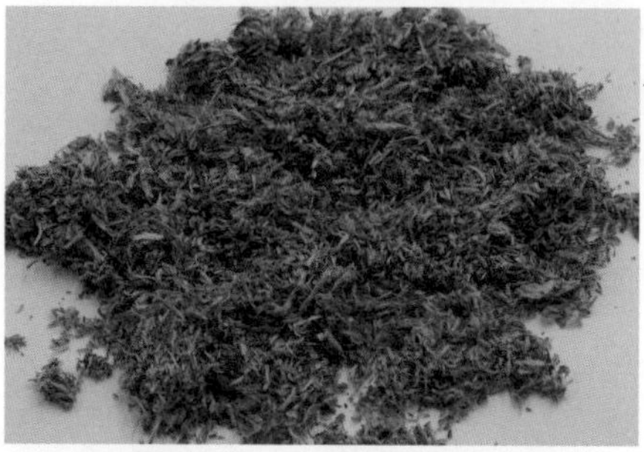

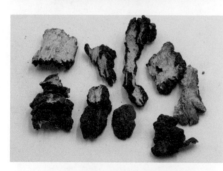

◀图 7-14
茵　陈

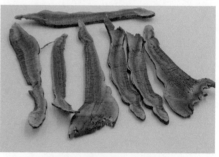

图 8-1▶
茯　苓

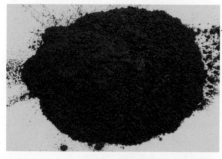

◀图 8-2
猪　苓

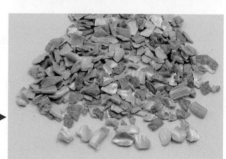

图 8-3▶
灵　芝

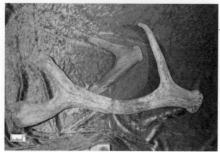

◀图 8-4
青　黛

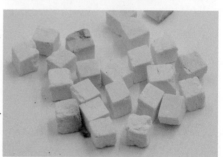

图 9-1▶
石决明

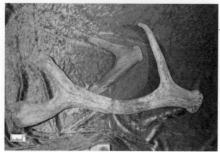

◀图 9-2
鹿　茸

图 9-3▶
羚羊角

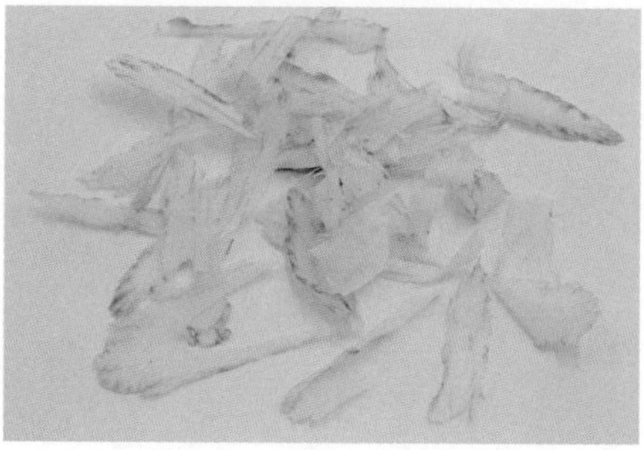

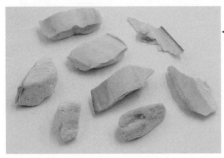

◀图 9-4
海螵蛸

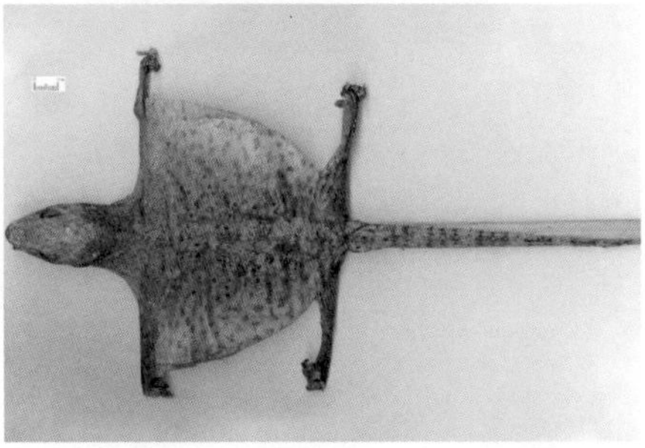

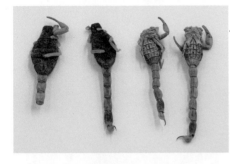

图 9-5 ▶
蛤　蚧

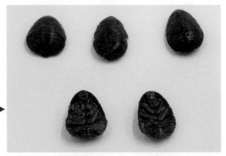

◀图 9-6
全　蝎

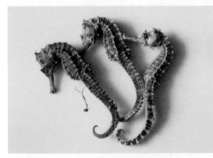

图 9-7 ▶
土鳖虫

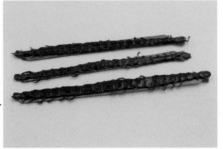

◀图 9-8
海　马

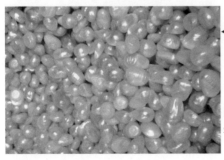

图 9-9 ▶
蜈　蚣

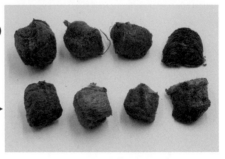

◀图 9-10
珍　珠

图 9-11 ▶
桑螵蛸

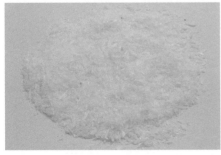

◀图 10-1
石　膏

图 10-2 ▶
赭　石

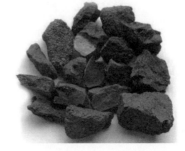